Tactics of Neurosurgical Operations
based on function・physiology・vascular anatomy

脳神経外科手術タクティクス

堀　智　勝

（東京脳神経センター病院院長，
元鳥取大学・東京女子医科大学主任教授，脳幹研究施設長・脳神経センター長）

図版作成 **竹 信　敦 充**
（寺岡記念病院脳神経外科部長）

創 風 社

本書刊行の目的

　私は 1968 年卒業以来 50 年臨床経験を積み重ねてきた。現在も現役として手術に携わっている。フランスサントアンヌ病院機能脳神経外科で 2 年間主としててんかん外科血管解剖を研究したのち，鳥取大学脳幹研究施設に 17.5 年，東京女子医科大学脳神経センター脳外科に約 11 年間勤務し，退任後 8 年以上を森山記念病院・新百合ヶ丘総合病院，東京脳神経センター病院に勤務し，血管内治療のホットな体験もさせていただいている。セカンドオピニオン症例など，多くの貴重な困難な症例の治療を目の前にして，文字通り手術直前まで，あるいは手術中にも軌道修正をしながら，良好な結果を目指し現在まで取り組んできた。

　ちなみに私の処を訪れて手術を望んだ患者さんに対して，手術を断ったことに一度もない。本書で提示している症例の中には手術適応に関して疑問を抱く向きもあると思う症例もある。しかし頼まれたすべての症例で私は手術を行い，その集大成が本書である。

　この機会にてんかん外科以外の私の経験を 1 冊の本にまとめ，脳神経外科疾患に悩む患者さん，御家族，さらには脳外科学会の若手の先生たちに読んでもらいたいと思いまとめたのが本書である。

　手術で最も大事な事は脳神経解剖と脳神経生理機能の知識であり，機能と密着した（血管）解剖を熟知し，特に動脈，静脈の灌流域を症例ごとに把握し，さらに現在の脳神経外科医療レベルを把握した上で手術戦略を計画し，手術前の informed consent（IC）や，周術期の対策を練る必要があると思われる。この事を私は手術タクティクスと呼んでいる。手術はある意味では疾患との戦いである。手術戦略が間違えば，戦いに敗れる。無敗を目指して手術に臨んでも一敗地にまみれたことが無いわけではない。しかし，その経験を生かして 2 度と過ちを繰り返さない事も重要である。

　メディカルビュウ社から『脳神経外科手術に必要な手術解剖』という題で女子医大に移ってすぐに，イラストを中心に同級の松谷雅生・浅野孝雄先生との共同編集で良いアトラスができ 9 刷を重ね，韓国でも翻訳出版された。この本では主として私が女子医大就任以後，比較的困難な症例の手術経験およびその結果を画像と術中写真を中心にまとめた。イラストは鳥取大学で私と苦楽を共にし，手術はもちろん，CG などに卓越した才能を発揮している竹信敦充先生にお願いした。

　まず，神経解剖と血管解剖について現在までに判っている知見をまとめた。次に私がよく使用して来た手術アプローチをイラストと手術写真を交えてどのようなタクテイクスで選択してゆくかを解説した。

　最後に疾患別に我々が用いている分類法を示し，分類に応じた手術戦略を紹介，実際の症例と手術成績を披露し，文献上の諸家の手術成績と比較した。

　本書が脳外科疾患に苦しみ，治療選択に悩む患者さん，その家族の方，さらには疾患を目の前にして治療法に悩む若手脳神経外科医に少しでも参考になれば望外の喜びである。

平成 30 年 1 月

堀　智　勝

目　　次

本書刊行の目的……………………………………………………………………………………3

第1章　機能解剖………………………………………………………………………………9

  1　大脳外表面……………………………………………………………………………9

  2　ブロードマンのヒト脳領域図………………………………………………………10

  3　中心溝の同定…………………………………………………………………………10

  4　固有補足運動野（SMA proper），前補足運動野（pre-SMA）…………………12

  5　陰性運動野（negative motor area），陰性運動発作（negative motor seizure）…………14

  6　側頭葉平面（planum temporale），上側頭溝（superior temporal sulcus）…………14

  7　ヘシュル回（Heschl's gyrus）………………………………………………………16

  8　島回（insular cortex）………………………………………………………………17

  9　言語野…………………………………………………………………………………18

  10　前頭前野………………………………………………………………………………19

  11　記　憶…………………………………………………………………………………21

  12　海　馬…………………………………………………………………………………25

  13　連合線維………………………………………………………………………………28

  14　視　覚…………………………………………………………………………………29

  15　側頭葉底面の機能……………………………………………………………………30

第2章　血管解剖——① 動 脈…………………………………………………………………33

  1　内頸動脈，前大脳動脈，中大脳動脈の区分………………………………………33

  2　内頸動脈の海綿静脈洞内での分枝…………………………………………………34

  3　脳下垂体への動脈……………………………………………………………………35

  4　眼動脈 Ophthalimic artery…………………………………………………………36

  5　後交通動脈 Posterior communicating artery………………………………………36

  6　前脈絡叢動脈 Anterior choroidal artery…………………………………………36

  7　前大脳動脈 Anterior cerebral artery………………………………………………37

  8　中大脳動脈 middle cerebral artery…………………………………………………38

  9　後大脳動脈 posterior cerebral artery………………………………………………38

  10　海馬動脈 hippocampal artery………………………………………………………39

  11　椎骨動脈 vertebral artery……………………………………………………………40

  12　脳底動脈 basilar artery（BA）………………………………………………………42

  13　視床を栄養する動脈…………………………………………………………………44

  14　上小脳動脈 superior cerebellar artery（SCA）……………………………………44

  15　前下小脳動脈 anterior inferior cerebellar artery（AICA）………………………46

  16　後下小脳動脈 posterior inferior cerebellar artery（PICA）………………………46

第3章　血管解剖——② 静 脈 ………………………………………………………49

   1　静脈洞 ……………………………………………………………………49

   2　大脳の静脈系 ……………………………………………………………50

第4章　アプローチ ………………………………………………………………63

   1　経シルビウス裂アプローチ Trans sylvian approach ……………………63

   2　側頭下アプローチ Subtemporal approach ………………………………66

   3　前半球間裂アプローチ Anterior interhemispheric / Trans lamina-terminalis approach（AIH）………71

   4　後頭下後乳様突起経内耳道アプローチ Suboccipital retromastoid trans-meatal approach ……………79

   5　経鼻的経蝶形骨洞アプローチ Trans nasal transsphenoidal approach（TSR）………83

   6　半球間裂経脳梁アプローチ　Interhemispheric transcallosal approach（ITA）………85

   7　Infratentorial supracerebellar approach（ITSC）………………………92

   8　Parafloccular approach ……………………………………………………94

   9　Interhemispheric transcallosal trans velum interpositum approach ………96

   10　Occipital transtentorial（OTT）approach …………………………………98

第5章　疾患別手術成績 …………………………………………………………101

   1　グリオーマ手術 …………………………………………………………101

   2　頭蓋咽頭腫 ………………………………………………………………109

   3　聴神経腫瘍 ………………………………………………………………114

   4　下垂体腫瘍 ………………………………………………………………121

   5　側脳室内腫瘍 ……………………………………………………………127

   6　脳底動脈瘤 ………………………………………………………………131

   7　脳底動脈幹動脈瘤 ………………………………………………………134

   8　動静脈奇形（AVM）……………………………………………………137

   9　脳幹部海綿状血管腫 Brain Stem Cavernous Angioma（CA）…………141

   10　血栓化巨大後頭蓋窩動脈瘤 ……………………………………………147

   11　髄膜腫 ……………………………………………………………………149

   12　顔面けいれん　hemifacial spasm HFS ………………………………155

   13　三叉神経痛 ………………………………………………………………159

   14　二次性三叉神経痛 ………………………………………………………166

脳神経外科手術タクティクス

堀　智　勝

（東京脳神経センター病院院長，
元鳥取大学・東京女子医科大学主任教授，脳幹研究施設長・脳神経センター長）

図版作成　竹　信　敦　充

（寺岡記念病院　脳神経外科部長）

第1章　機能解剖

1　大脳外表面

　中心溝 CS は前頭葉と頭頂葉を境界し，外側溝（シルビウス溝）は側頭葉と前頭葉，頭頂葉との境界を形成する。一般的には頭頂後頭溝 POS と後頭前切痕 PON を結んだ仮想線を後頭葉と側頭葉の境とし，その仮想線へシルビウス溝の後端下降枝 PDR から下ろした垂線が側頭葉と頭頂葉の境目とされる。中心溝までは左右差が無い（ブローカ領域に左右差があるとの報告もあるが，ブローカ領域の定義が確立されていない）が，側頭葉はその後部の側頭葉平面で左右差がある（図1-1）。

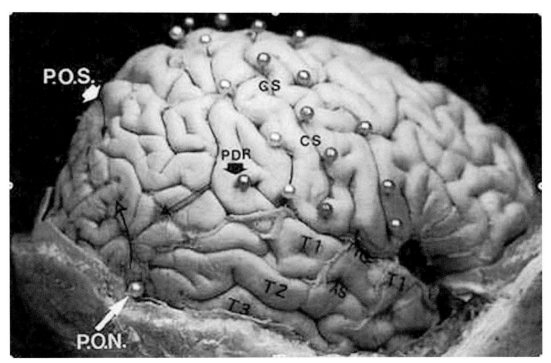

P.O.N.: preoccipital notch, P.O.S.: parieto occipital sulcus, PDR: posterior descending ramus

図1-1

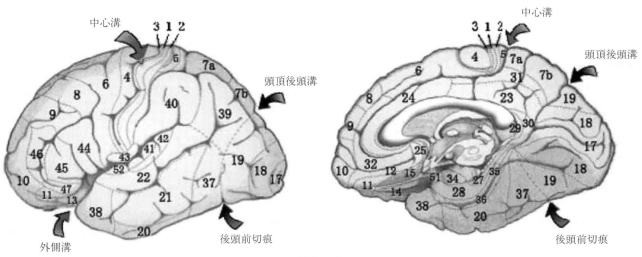

図1-2

2　ブロードマンのヒト脳領域図（図1—2）

　大脳半球の高位円蓋部では中心前回表面の脳冠部は4野によって殆ど占められているが，シルビウス裂に近づくにつれて4野は中心前回脳冠部の後方部と中心前壁に位置して，中心前回の前半分はほとんど6野（6a α）で占められる。即ち手と顔面領域の一次運動野は細胞構築的には中心前回の表面の脳冠部にはないことになる。しかしながら，ペンフィールドらの皮質電気刺激では顔面領域の運動野は広く中心前回を占める結果になっている。これは顔面領域の運動に関しては4野だけでなく中心前回の6野（6a α）からの錐体路（皮質球路）が電気刺激で同等に活性化されたものであろう。よって電位刺激による機能マッピングのこの結果は，一次運動野というよりも陽性運動野と呼称する方が正確であろう。

3　中心溝の同定

　脳外科手術では病変が運動領にかかっているかどうかを正確に把握する事が重要である。運動領は中心溝の直前の脳回であり，中心溝を同定すれば運動領を同定できる。中心溝を同定するには4つの方法がある。

　a）機能的MRIを用いる方法およびb）逆Ωサインを示す脳回を探す方法（図1—3）
　左：motor taskの陽性部位が右運動領に示されており，MRI水平断の逆Ωサインを示す脳回に一致している（黄色矢印）。一方，左運動領では病変のために逆Ωサインを示す脳回が不明瞭であったが，機能的MRIにて右motor taskにより左運動野およびSMA野に陽性部位が示された。AVMは運動皮質よりやや前方に存在することが術前に判明した。

　c）術中SEP（図1—4，1—5）
　対側正中神経刺激による感覚誘発電位（SEP）を脳表で記録し，N20の位相逆転を示す脳溝が中心溝である。
　この症例はmalignant Rolandic epilepsyを呈する10歳男児である。右中心領に存在する皮質形成異常の存在のために，逆Ωサインも明瞭ではない。手術中に左正中神経刺激を行い，脳表に於いたストリップ電極からSEPを記録したところ，電極5/6間でSEPのN20が逆転していたので，5，6の間に中心溝が存在すると判定された。皮質形成異常部位を摘出して難治性てんかんは消失した。

　d）タレラック座標で前交連上縁と後交連下縁を結んだAC-PC線に対して前交連の後縁から垂線VAC，後交連前縁から垂線VPCを引くと，そのVAC線とVPC線内に中心溝が収まる事を利用する方法。ただし，通常の機能外科で用いるAC-PC線は前交連の後縁の中点と後交連の前縁の中点を結んだ線を意味しており，タレラックのAC-PC線とは異なる事に注意しなければならない（図1—6）。
　このタレラックの直交座標システムはSPM解析などに用いられており重要なシステムである。さらに中心溝付近に挿入した深部電極を用いた上肢，下肢，顔面・舌反応などの陽性点が示されており，この陽性点の分布を頭に入れておくと実際の手術のときに役立つ（放線冠において錐体路は中心溝の後方を走行し，顔面はより前外側，下肢はより後内側を通過する）。現在までにこの研究結果を凌駕するような報告はされていない。

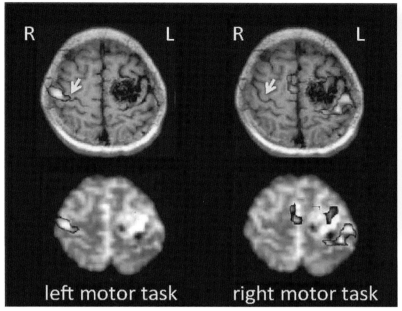
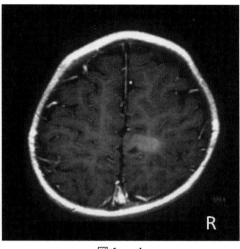

図1－3　左運動領 AVM 症例での機能的 MRI

図1－4

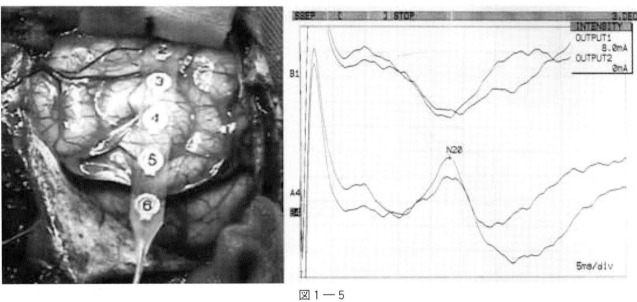

図1－5

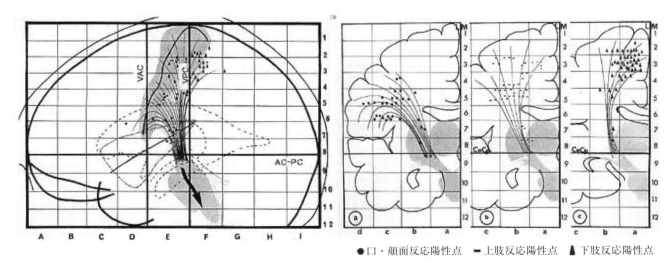

● 口・顔面反応陽性点　― 上肢反応陽性点　▲ 下肢反応陽性点

図1－6

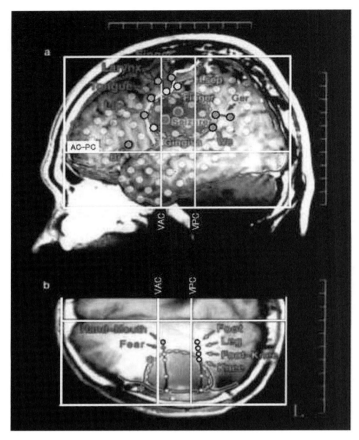

症例：44歳男性
右口角のしびれとそれに続く発語障害の発作を繰り返す症例で、MRIにて左縁上回のグリオーマが疑われた。Awake surgery や tractography の実用化されていない頃で、発作焦点を同定する意味でもあらかじめ慢性硬膜下電極を留置した。同時に定位的に深部電極を2点より腫瘍を貫くように深部に挿入した。電極刺激により運動陽性点（緑丸）および感覚陽性点（黄丸）が得られた。VPC線近くの深部電極刺激では腫瘍深部にて感覚反応が誘発された。VAC近くの深部電極の最深部では顔面の運動陽性反応が認められた。腫瘍のために中心溝はタレラック座標のVAC線より前方にシフトしているが、錐体路は前方へはシフトしておらず摘出に際して注意が必要である。発作焦点は腫瘍の表面に存在し（赤丸）、ウェルニッケ言語野は腫瘍の尾側に認められた。これらの所見を参考にして手術を行った。

図1－7

4　固有補足運動野（SMA proper），前補足運動野（pre-SMA）

　1949年にペンフィールドがヒトの下肢一次運動野の前方領域の内側前頭葉で，電気刺激によって肩上腕の運動，両側の体幹運動反応が誘発された領域を補足運動野（Supplementary Motor Area，以下 SMA）という呼称で記載した。SMA は固有補足運動野（SMA proper ＝ ブロードマン 6a α）と，その前方の前補足運動野（pre-SMA ＝ ブロードマン 6a β）とに分かれ，随意運動遂行とその補足的な役割（運動開始に先行した体幹・四肢近位部の姿勢制御）を担っている事が明らかにされた。SMAにも体性機能局在（somatotopy）があり，後方は傍中心小葉（paracentral lobule）の下半分に及ぶこともある（図1－8）。

　SMA proper が一次運動野に密に投射するのに対し，pre-SMA にはその投射は無い。一方 pre-SMA には前頭前野からの強い入力があるが，SMA proper にはその入力が無い。即ち SMA proper は運動出力に強い関与を示唆するが，pre-SMA は前頭前野とともに行動の広範な局面を多様に制御していると考えられる。SMA proper では運動の内容を反映する事が少なくないが，pre-SMA では somatotopy や筋活動を超越した別な次元での動作制御という意味での動作準備過程を表現する事が多い（準備電位，Bereitschaft potential，池田）（図1－9）。

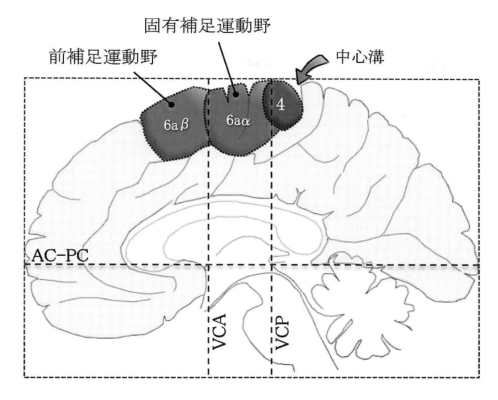

図1—8　固有補足運動野と前補足運動野の位置　半球間裂面ではVAC（CA）とVPC（CP）の間に挟まれた領域がSMAであり，VACの前方にある領域がpre-SMAになる点もVAC-VPCシステムの有用性を示す（丹治らの記載より）。

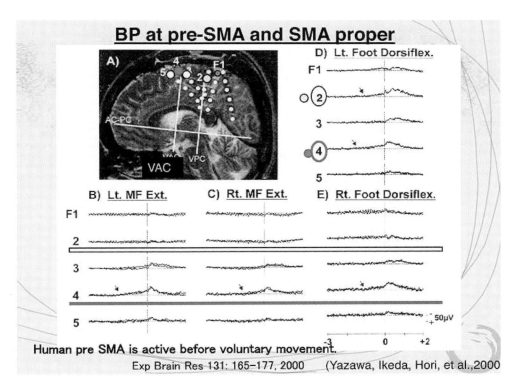

図1—9　難治性てんかんのグリオーマ例での準備電位記録（BP）

電極4はpre-SMAに存在するため，Bereitschaft Potential（BP）が全ての運動に先行して記録されているが，電極2はSMAにあるために左足の背屈の時のみにBPが記録されている。F1はM1にあるのでBPは記録されない。このようにヒトpre-SMAは自発運動の前に活動を起こしている。

5 陰性運動野（negative motor area），陰性運動発作（negative motor seizure）

　ある刺激条件（陽性反応や後発射が生じないような）で皮質を刺激すると自発的な運動ができなくなる部分を陰性運動野と呼び（Luders の提唱），それに呼応する陰性運動発作が池田らにより報告された。陰性運動発作とはてんかん発作中に意識はありながら発作時に体の一部が動かせなくなる症状で，陰性運動反応に極めて類似する（Negative motor seizure, Ikeda, Hori, Epilepsia 2010）。
　この発作の特徴は，

・どこであるのかはっきりしない，あるいは表現できない局在の前兆（Indescribable or ill localized aura）
・自発的でなく繰り返し声が出る（Repetitive involuntary vocalization）
・発作の間会話は不能（Inability to speak）
・発作の間は四肢を動かせない（Inability to move the extremities）
・発作の後陽性運動発作に移行する（Subsequent evolution to the positive motor seizures）
・意識や理解は全身発作の前の発作の間保たれている（Awareness and comprehension were preserved throughout the episode before GCS.）

であるが，陰性運動野の切除を行った報告は殆ど無い。我々の陰性運動野に浸潤したグリオーマ摘出経験では術後に明瞭な脱落症状は出現しなかった。
　左前頭葉内側面（補足運動野を含む）は，種々の脳活動の枠組みを管理している，例えばある行為をしようと思い，準備し，開始し，維持・駆動し，終了を意図し，実際に終了すると言う流れである。従って前頭葉内側面が損傷されると，しようとしている行為がなかなか開始できない，あるいはしようとしていないのに開始してしまうなどの事態が起きる。言いたいと思った言葉が出せないなどの現象が生じる。左前頭葉損傷では，目の前に提示された物品の名前を言う物品呼称（視覚性呼称）は可能なのに，何も無いところから語を思い起こし列挙する語列挙（動物の名前を挙げてくださいなど）が著しく低下する（図1―10）。

6 側頭葉平面（planum temporale），上側頭溝（superior temporal sulcus）
（図1―11，1―12，1―13）

　ヘシュル横回の尾側で上側頭回により形成される平面で，ブロードマン22野の一部である。優位半球では Wernicke 領の一部として言語情報の処理（言語の理解および組立）を担っていると推測され，電気刺激により言語障害が出現する。
　その後，女子医大の落合はフランスマルセイユで第一側頭溝の左右差を分析したが，表面積，表面長の差は認めず，左が右に比べて後方に終わっているが，右の最大幅は左に比べて深い事などを報告している（Sulcal pattern and morphology of the superior temporal sulcus. Ochiai T, Grimault S, Hori T et al., Neuroimage 22: 706-719, 2004）

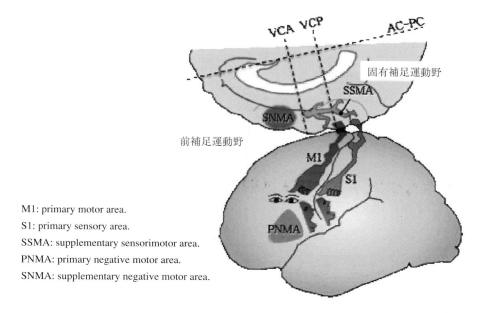

M1: primary motor area.
S1: primary sensory area.
SSMA: supplementary sensorimotor area.
PNMA: primary negative motor area.
SNMA: supplementary negative motor area.

図1―10　運動感覚野に小人を描いた模式図 M1の手の領域がMRIで逆Ωサインを呈する部位である。シルビウス裂より2.5cm上方までは orofacial area（口顔面領域）であり，両側支配なのでこの部分にある病変は明瞭な運動麻痺を来さず摘出可能である。

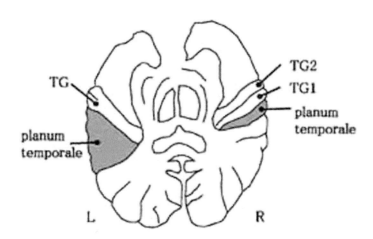

図1―11　planum temporaleの左右差を示す図（Geschwind N et al. 1968）　脳は解剖学的に左右非対称性は少ないが，側頭葉平面（planum temporale）には明瞭に左右差が認められる（Geschwind N et al. 1968）。この事実をステレオ血管撮影を用いて，てんかん患者において明らかにしたのが筆者らである（Hori T et al. 1977）。

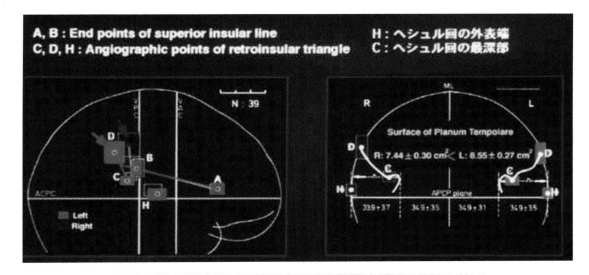

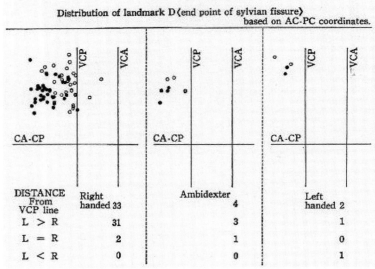

図1—12（上），1—13（下）　シルビウス裂の最終点（D）をタレラック座標に左右別にプロットしたのがこの図である（図1—12）。左（言語有意半球）が右に比べて明らかに後方，低位に終止している。シルビウス裂の後方で明らかな左右差があるので，Geschwindが行ったシルビウス裂に平行に脳をカットすると，左右差が実際よりも強調される。図中（図1—13）では両利きのヒト（和田テストで両側性）でも左優位例と同じ，図右の左利き，右優位半球2例では左右側頭葉平面が大きく左右差が無いようである。

7　ヘシュル回（Heschl's gyrus）（図1—14）

　ヘシュル横回，横側頭回とも呼ばれ，一次聴覚野（ブロードマン41野）に属する。音局在性配列があり，高周波は後内側へ低周波は前外側へ投射される（Howard M, et al. J Comp Neurol 416:79-92, 2000）。
　一次聴覚野には tonotopy map があり，特定の周波数の音に対応して反応する神経細胞が並んでいる。この領域は音の高さや音量などの音楽の基本的部分を同定することができる。二次聴覚野はハーモニー，メロディ，リズムのパターン処理を担っている。三次聴覚野は全てを音楽の全体的な体験へと統合する。音楽のうちメロディは右へ，歌詞は左へ優位に投射される（Yasui T, Sakai K, et al. Human Brain Mapping 30:588-601, 2009）。

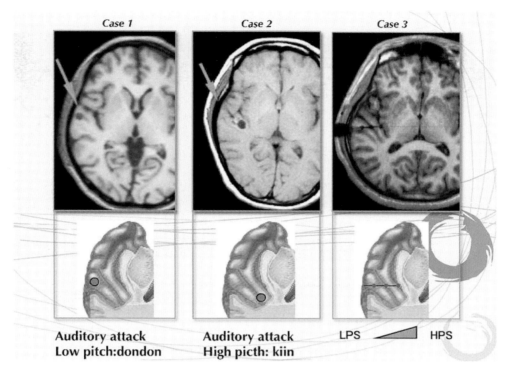

図1—14 筆者の自験例3例でもこの事が確認されている。症例1は矢印に示すグリオーマがヘシュル横回に存在し，Low pitch sound（ドンドン）が聞こえる発作があった。症例2は矢印で示すグリオーマが横回の内側にあり，high pitch sound（キーン）の聴覚発作があった。症例3は側頭葉てんかん患者で深部電極を挿入して刺激誘発聴覚を検討したところ外側から内側に low pitch sound 〜 high pitch sound が誘発された。

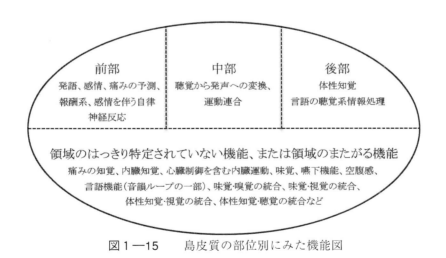

図1—15　島皮質の部位別にみた機能図

8　島回（insular cortex）（図1—15）

島皮質が味覚，痛み，心血管制御を中心とした自律神経系，言語，注意，感情などの機能に関与し，さらに異なる感覚系の統合に重要な役割を果たしていることがわかっている。また島皮質は気分障害，摂食障害，統合失調症などの精神神経疾患の病態に関与している。

9 言語野（図1—16，1—17）

酒井の機能 MRI を用いた研究によると，ヒト脳の言語機能の基礎的ネットワークは図1—16のようになっていることが推定されている。

言語に関する要素的症状のうち，責任病巣が明確で，その症状の柱として，A.失構音，B.失構音を伴わない音韻性錯語，C.喚語困難，D.単語理解障害がある。図1—17に代表的な失語型と要素的症状の関係を示した。

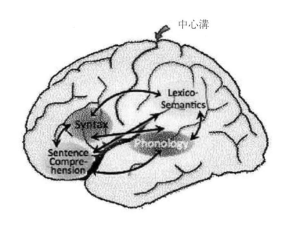

A.失構音

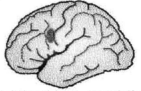

左中心前回（and／orその皮質下）

B.（失構音を伴わない）音韻性錯語

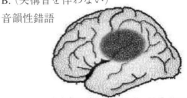

左上側頭回〜縁上回〜中心後回（and／orその皮質下）

C.喚語困難

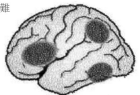

①左下前頭回，②左角回，③左下側頭回後部（and／orその皮質下）

D.単語理解障害

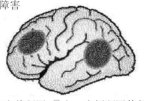

①左中前頭回，②上〜中側頭回後部（and／orその皮質下）

E.語列挙低下と物品呼称の解離

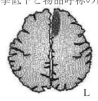

左前頭葉内側面（補足運動野）（and／orその皮質下）

F.失構音，音韻性錯誤，喚語困難，単語理解障害（ただし復唱で失構音が改善）

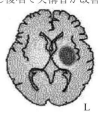

左被殻 and／or 視床

図1—16

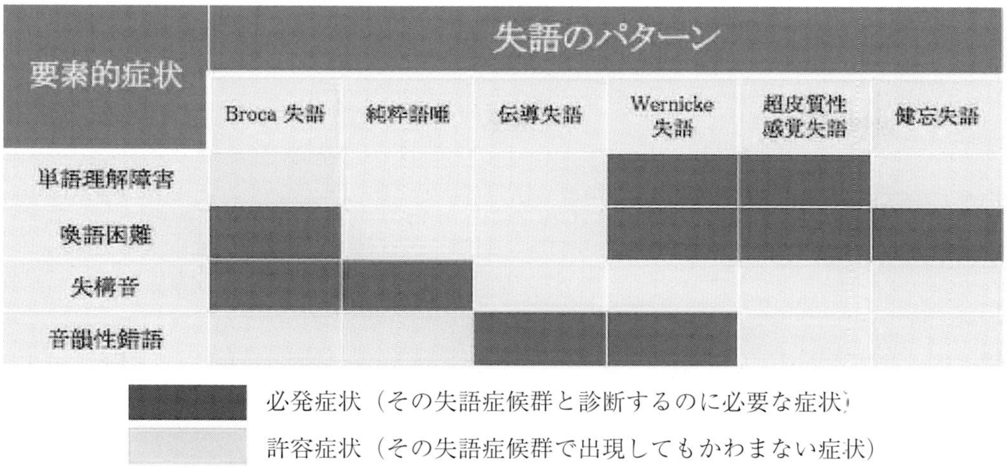

要素的症状	失語のパターン					
	Broca 失語	純粋語唖	伝導失語	Wernicke 失語	超皮質性感覚失語	健忘失語
単語理解障害				■	■	
喚語困難	■			■	■	■
失構音	■	■				
音韻性錯語			■	■		

■ 必発症状（その失語症候群と診断するのに必要な症状）
　 許容症状（その失語症候群で出現してもかわまない症状）

図 1 —17

10　前頭前野

　前頭葉のうち，一次運動野，運動前野および補足運動野を除いた前方に位置する広範な領域で，8 〜 14 野，44 〜 47 野に相当する。脳の系統発生上最も新しい領域で，ヒトでは他の動物に比べて著しく発達している。前頭前野は理性・思考・行動の計画と決定・創造性・感情・意欲・道徳観念などの人間固有の精神機能の中心的役割を果たしている。解剖学的に大きく 3 つの領域に分かれている（図 1 —18，1 —19，1 —20）。

①外側前頭前皮質
　背外側前頭前皮質（8，9，46 野）：各感覚連合野からの情報が投射され，かつ辺縁系とも相互連絡しながら注意の制御を行っている（ワーキングメモリーの中央制御）。さらにこの部位で多くの情報が統合されると，これまでの学習記憶と照合され，行動計画が立案され補足運動野を介して運動が開始される。
　腹外側前頭前皮質（44，45，47 野）：発話やワーキングメモリーである音韻リハーサル形成を縁上回と協調して行っている。出来事記憶の情報符号化や検索（想起）にも関与している。44 野は古典的にはブローカ野に相当して言語中枢と見なされてきたが，他人の運動の観察，理解，模倣，学習に関わる事が示された（ミラーニューロン）。

②眼窩前頭皮質（11，13，14 野）
　扁桃体などとの情動系と相互作用を持ち，報酬や罰と関わって目的志向的行為を計画し，報酬獲得に際し適切な行為を選択する働きを持つ

③内側前頭前皮質（24，25，32 野）
　線条体や側座核などと連携してワーキングメモリーの動機付けの一面を支えている。辺縁系の情動システム，腹側被蓋野・黒質のドーパミン細胞とリンクした報酬系との複雑な関わりも注目されている。内側前頭皮質は最近，吻腹側情動領域と背側認知領域に分けられている。前者は刺激の情動的な処理に関わる OFC や扁桃体と，後者は刺激の分析的処理に関わる LPFC や SMA・運動前野との結合が強い。相手の意思から現れる行動を予測する能力は心の理論（theory of mind）と呼ばれ，MPFC の情動領域が重要な役

外側面

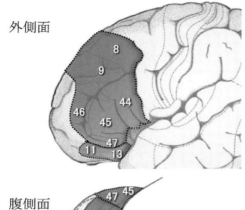

■ 外側前頭前皮質 lateral prefrontal cortex (LPFC)

背外側前頭前皮質 DLPFC (Br 8,9,46)
腹外側前頭前皮質 VLPFC (Br 44,45,47)
機能：情報の超様式的処理、作動記憶、
　　　行動の企画・組織化・制御、遂行機能
症候：遂行機能障害

腹側面

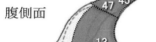

■ 眼窩前頭皮質 orbitofrontal cortex (OFC)

機能：報酬価、刺激-報酬価連合、情動、意思決定
症候：情動の障害、人格変化、環境依存症候群

内側面

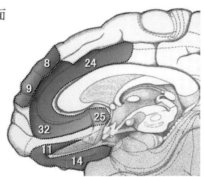

■ 内側前頭前皮質 medial prefrontal cortex (MPFC)

背側認知領域
　機能：認知的葛藤の制御、
　　　　運動の開始・実行、行動監視
吻腹側情動領域
　機能：社会的感情・行動、「心の理論」
　症候：情動・人格の変化、運動開始困難、
　　　　無動性無言、濫集行動
　　　　左右手の解離性運動抑制障害

図1—18

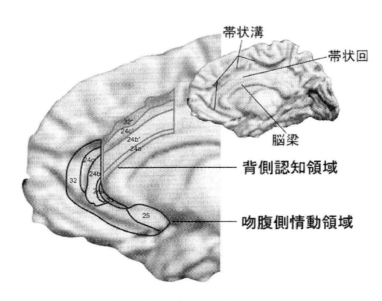

図1—19（Bush G et al. 2000）

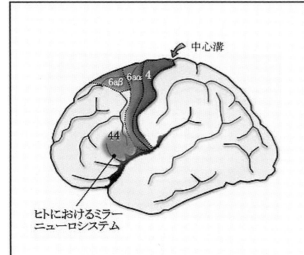

ミラーニューロン
　44野は古典的には言語中枢と見なされているが、他の個体の行動を見て、まるで自分が同じ行動をとっているかのように"鏡"のような反応を示すニューロンが存在することが1996年に発見された。他人がしている事を見て、我が事のように感じる共感能力を司っていると考えられている。また他者の次の行動を予測し、その意図の理解するのに関連があるとも考えられている。ミラーニューロンの機能障害と自閉症との関連も指摘されている。

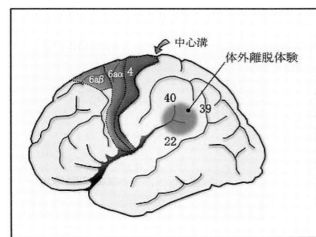

体外離脱体験（out of body experience）
　角回や角回前方・上側頭回後方を含む側頭葉、頭頂葉境界領域に本症候の責任領域が推定されている。同部位において触覚、視覚および前庭感覚の統合は、運動や感覚を介した身体内空間（personal space）の統合と、身体外空間（extrapersonal space）での位置の統合に欠かせない。この統合障害が身体空間と身体外空間の解離をひき起こし、本症状が出現する原因の一つとなる。右角回の電気刺激で体外離脱体験が誘発されたという報告もある（Blanke O et al. 2002）。

図1—20

割を果たしていると考えられている。

11　記　憶

　記憶は情報の入力（registration, encoding），保持（retention, store），想起（recall, retrieval, decoding）の過程よりなり，山鳥は「新しい経験が保存され，その経験が意識や行為のなかに再生されること」と定義している（図1—21，1—22）。

①情報入力
　各感覚器官を通して得られた外界からの情報は各感覚野および隣接する高次感覚野で数秒程度保持され処理される。その間に感覚連合野に貯蔵されている感覚記憶と照合して感覚認知が行われる。各感覚野での情報はたえず新しいものに更新されており，瞬間的にしか保持されない（即時記憶）。
　認知活動に必要な情報はワーキングメモリー（作動記憶）に短期間保持され，必要に応じて複雑な認知作業が行われる（短期記憶）。この情報保持機能システムは日常生活において外界の情報を基に計画を練ったり，判断したり，選択したりするのに必要なもので，長期記憶の形成とは関係ないとされている。言

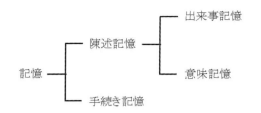

図1—21　記憶の分類（Squire & Zola-Morgan, 1987）

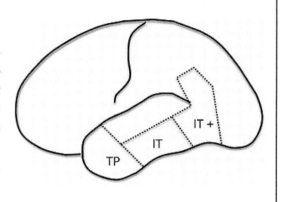

図1—22

葉を理解したり推論を行うための音韻情報を短時間保存するシステム（音韻ループ）と，視覚的・空間的なイメージを操作したり保存したりするシステム（視空間スケッチパッド）がよく知られている。ワーキングメモリー容量には制限があるため，前頭前皮質で注意の制御が行われている（ワーキングメモリーの中央制御）。ワーキングメモリーの容量と中央制御力には個人差があり，個人の能力を左右している。学習障害・ADHD・自閉症などとワーキングメモリーとの関連が注目されている。ワーキングメモリー容量はトレーニングにより増やすことができ，注意障害の改善にも利用されている。

②保持

すぐに忘れていい情報と長く覚えている情報とを選別するシステムが前頭前野にあり，能動的忘却にも関与する。重要な情報は各感覚連合野より側頭葉の嗅内野に集約された後に海馬へと伝えられ，長期記憶にとりこめる形式に符号化(recoding)される。陳述記憶の符号化に海馬・海馬傍回が大きく関与しており，符号化された記憶は嗅内野および嗅周野を介して大容量記憶貯蔵庫である大脳皮質連合野に戻される。しかし情報を長期的に保持するためには記憶の安定化が必要となる（記憶の固定化あるいは強化）。驚いたり感動した情報は1回の経験で記憶固定されるが，これには扁桃体が強く関与している（ナウタの扁桃体回路）。何度も繰り返して記憶強化（リハーサル）する時にはパペッツ回路が関与している可能性はある。手続き記憶には海馬は関与しない。

③想起

以前の経験を再現する再生，以前に経験したことと同じ経験をそれと確認できる再認，以前の経験をそ

の要素を組み合わせて再現する再構成などがある。出来事記憶の想起において最近の記憶想起では海馬・海馬傍回が活動し，昔の記憶想起では前頭葉が活動することが報告されている。

記憶のネットワーク（図1—23，1—24）

パーペッツ回路（Papez circuit）：海馬体 — 脳弓 — 乳頭体 — 視床前核 — 帯状回 — 帯状束 — 海馬傍回 — 海馬体という閉鎖回路で，この回路内のどの領域でも両側性に損傷があると健忘が生じる。

健忘の責任病巣として海馬・海馬傍回，脳弓，乳頭体，視床背内側核，視床前核，視床傍内側前方部，扁桃体，前脳基底部，脳梁膨大部後方領域などがあげられており，健忘症を中核とする症候群を健忘症候群と呼ぶ。

①コルサコフ症候群
　　a）現在進行中の出来事の記銘障害（即ち前向健忘）
　　b）逆向健忘
　　c）見当識障害
　　d）作話
　　e）病識の欠如

②純粋健忘症候群（pure amnesia syndrome）
　　a）即時記憶の障害

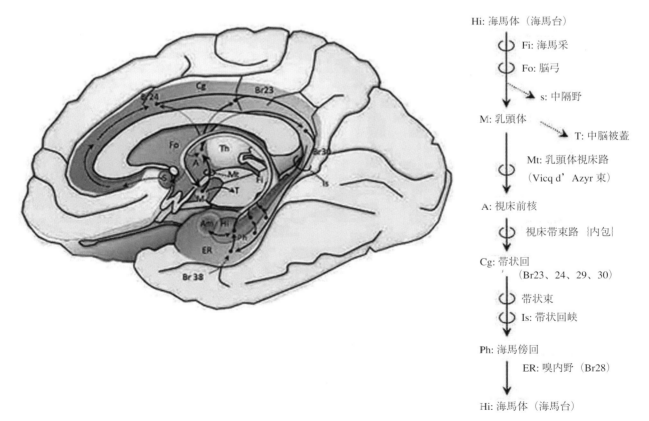

図1—23　Papez回路

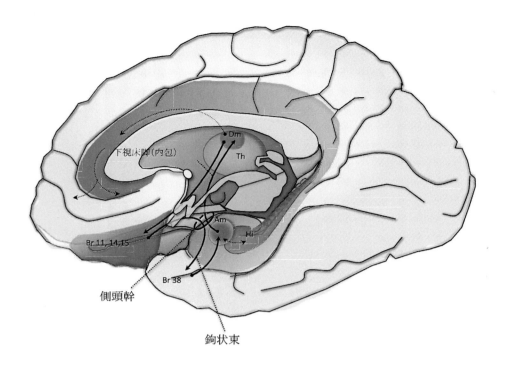

図1—24 Nautaの扁桃回路　扁桃体，前頭葉眼窩皮質，マイネルト基底核，視床背内側核がブローカ対角帯核を介して海馬と連絡している。情動記憶と関係がある。

　　b）近時記憶の障害（前向健忘）
　　c）遠隔記憶の想起障害（逆向健忘）
　　d）知的能力の保存
③内側側頭葉性健忘（mesial temporal amnesia）
　　海馬を含む両側側頭葉内側面が側頭葉先端より約8cmに亘って切除された手術当時27歳の難治性側頭葉てんかん患者H.Mで有名な健忘である。即時記憶は正常で視覚性短期記憶も正常であったが，近時記憶は非常に悪い。WMSが何度も実施されているが63-64と悪い。

④間脳性健忘（diencephalic amnesia）
　　乳頭体〜視床背内側核の病変でおきる。

⑤脳基底部健忘
　　前交通動脈瘤のクリッピング術などでの前頭葉眼窩皮質の損傷による。個別的な事実は記憶されているようだが同時的にも時間的にも出来事としての整合性を失っている。記憶が構造性を失った状態であり，追想内容の時間的文脈の障害が注目されている。単語は登録され，貯蔵されているが自発的には再生できない状態でもある。

⑥一過性全健忘（transient global amnesia：TGA）
　　即時記憶および近時記憶障害による見当識障害を生じるが，注意は保たれ，反応性も良く，複雑な認知作業が遂行できる。発作は数時間しか持続せず，発作消失後には認知機能にも神経機能にも障害を残さない。両側内側側頭葉の低灌流が報告されている。

⑦言語性健忘

海馬・海馬周辺領域にてんかん焦点があり，その焦点を含む側頭葉切除を受けた症例100例以上に対して心理学的検査を施行したMilnerによれば，左側頭葉切除例では言語性記憶が低下するが，絵画理解能力（絵画のなかに見られる不整合を発見する能力）は低下しない。一方，右側頭葉切除例では言語的記憶力は低下しないが，絵画理解力は低下する。

12　海　馬（図1—25）

人海馬の左右差については一般的に右海馬が左に比べて大きいとされている。Kuzniekyらが1998年に発表した論文では，10人のコントロールで左海馬の体積は $3.63 \pm 0.42\mathrm{cm}^3$，右は $3.96 \pm 0.54\mathrm{cm}^3$ であり，右扁桃体も左に比べて大きいとされている。他の研究者の報告でもほぼすべての報告で左に比して右海馬・扁桃体が大きいことが確認されている。しかし，側頭葉てんかんでは焦点側の海馬・扁桃体とも健側に比べて小さいことが報告されている。興味あることにロンドンのタクシーの運転手は海馬の後方の体積がコントロールに比べて有意に大きく，またタクシー経験が増すにつれて海馬の体積が増加するという報告が2000年にMaguireらにより報告されている。人間の海馬は仕事や経験によって増減するのであろうか？この報告は人の歯状回の顆粒細胞では成人になっても神経細胞の新生が見られるという報告を裏付ける所

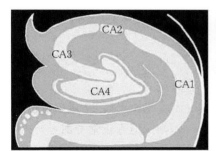

No HS: 海馬硬化なし

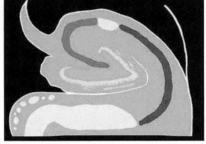

HS type 1: CA1>CA3,CA4>CA2
Classical Ammon's horn sclerosis

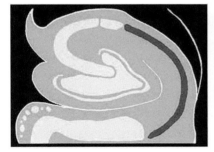

HS type 2
CA1 sclerosis

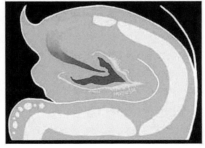

HS type 3: hilus,CA4>CA3>>>CA1
End-folium sclerosis

Type Ⅰ：古典的アンモン角硬化症
Type Ⅱ：CA1硬化症
Type Ⅲ：end folium sclerosis
Type Ⅳ：no hippocampal sclerosis

図1—25　海馬硬化（HS）の分類　筆者らが内側側頭葉を摘出した難治性側頭葉てんかん患者の海馬と扁桃体の病理組織を分析した結果を示す。海馬硬化は現在ILAEで大まかなコンセンサスが得られている分類として4つに分類する事が可能である。

見ともとれる。（Errikson et al. Nature Med 4: 1313-1317,1998）。正常人で右の海馬が左に比べて大きい理由は不明である。

　難治性側頭葉てんかんでは長期の薬物療法よりも外科的治療法が，発作のコントロールや QOL においてすぐれているという RCT 報告が 2001 年 Wiebe らによって報告された。その報告以前から側頭葉てんかんは薬剤による発作のコントロールが困難で，欧米では外科的治療を積極的に神経内科医が推奨してきた。外科的治療は従来側頭葉切除術が有効とされ，古典的な側頭葉切除では言語優位半球では側頭葉先端部から約 4 cm，言語非優位半球では約 5 cm 前後の側頭葉切除を内側構造である扁桃体・海馬の切除を加えて行われてきた。最近ではグルノーブルの神経内科医 Kahane らは側頭葉てんかん患者に深部電極を挿入してステレオ脳波を記録し種々のサブタイプに分類し，サブタイプに応じて外科的手術の方法を微妙に変える必要性を強調している，特に側頭葉の深部に存在する島回の重要性が強調されている。

　様式特異性健忘は側頭葉損傷で起こるのか，それとも海馬・扁桃体などの内側側頭葉損傷で起こるのか？この疑問に答えるためには内側側頭葉構造のみを切除した症例での分析が必要である。脳外科医 Yasargil は側頭葉てんかんでは内側型が多く，従来の側頭葉外側切除後に扁桃体・海馬を切除する術式の代わりに内側構造のみを切除する術式を考案した。この方法はシルビウス裂経由で扁桃体・海馬を切除する方法である。Yasargil はほとんど合併症は無いと報告しているが，同様の方法で手術を行っている Gleissner らは 140 例の側頭葉てんかん患者で手術 3 ヵ月後の言語性記憶障害が左手術後に起こることを報告し，この記憶障害は術後 1 年経過しても続いていることを報告している（Gleissner U, et al. Epilepsia 43:87-95, 2002, 45:960-962, 2004）。京都大学の池田らはこの左アプローチでの言語性記憶障害の原因として，経シルビウス裂法ではマイネルト基底核から側頭葉へのコリン作動性投射線維が通過している側頭幹が障害されるからではないかと考察している（Ikeda A, et al. Epilepsia, 2005.）。同様の経シルビウス裂法で扁桃体・海馬を切除している森野らは海馬硬化のみの左側手術例を分析して，海馬硬化のみの群では左側アプローチ後でも言語性記憶の障害は起こらないと報告している。

　選択的に扁桃体・海馬を切除する方法には Yasargil らの開発した経シルビウス裂法の他に，著者らが開発した側頭葉の下からアプローチする方法（subtemporal amygdalo-hippocampectomy）がある。この方法では側頭幹を損傷することなく海馬に到達できるので，経シルビウス法で報告された左側アプローチでの言語性記憶障害を回避できるのではないかと著者の手術例を分析した。本アプローチを行ったのは 24 例と少ないが，和田テストで言語優位半球側と判定された 19 例では術後 3 ヵ月および 2 年の心理学的検査で言語性 IQ も三宅式記銘力検査（有関係，無関係）も術前に比べて有意な低下は認められなかった（Hori et al. J Neurosurg, 2007）。

　以上の結果をまとめると，言語優位半球側で経シルビウス裂法で手術を行った選択的扁桃体海馬切除群では術後 3 ヵ月で言語性記憶の低下が認められ，その低下は術後 1 年経過しても続いているが，側頭下アプローチ法では症例数は 19 例と少ないが明らかな言語性記憶の低下は術後見られなかった。この結果と同じく京大グループがほぼ同様の方法で手術を行いやはり明らかな言語性記憶の低下は術後見られなかったと報告している（三国ら）。

　自経例の中で術後 2 年以上の追跡調査ができた内側側頭葉てんかん 41 例（61％が Type Ⅰ， 2％が Type Ⅱ， 17％が Type Ⅲ， 20％が Type Ⅳ）で手術有効例（エンゲル分類でクラス Ⅰ および Ⅱ）は Type Ⅰでは 88％，Type Ⅱでは 100％，Type Ⅲでは 57％，Type Ⅳでは 75％であった。41 例中の計 34 例（83％）で手術治療が有効であった。特に Type Ⅰの 7 例では内側側頭葉の切除に外側側頭葉の切除を加えており，この場合には全例良好な手術成績であった。また他の Type Ⅱ（1），Ⅲ（4），Ⅳ（4）でも内側側頭葉の切除に外側側頭葉の切除を加えたが，やはり全例で良好な手術成績であった。即ち外側切除を加えた場合にはどのタイプでも手術結果は 16 例で満足すべき結果であった。以上の結果から我々の症例では海馬硬化タイプⅠ以外の症例が 39％含まれており，海馬硬化タイプⅠでも外側側頭葉構造の切除を加えなけ

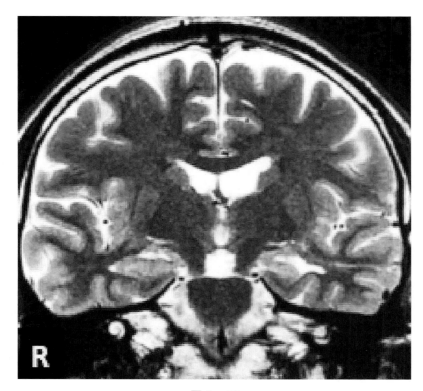

図1―26

ればならない症例が7/25: 28％存在し，外側切除を加えると手術成績は優れたものとなる。全体では内側側頭葉のみの切除例は24例で，外側を加えた症例は16例（40％）存在している，またこれら外側を切除した症例の病理では様々な神経細胞の遊走異常を示唆する所見が得られている点を考慮すると，海馬硬化が内側側頭葉てんかんの原因であるという結論を下すことは現時点では困難である（図1―25）。

　側頭葉てんかんでは内側側頭葉構造を中心に種々の障害がてんかん焦点の同側あるいは両側に見られている。したがって手術後の神経脱落症状より海馬機能の左右差を論じることは理論的ではないが，言語優位半球側での側頭葉内側構造の切除では言語性記憶の障害がおこる可能性があり，非言語優位側の切除では視覚性記憶の障害がもたらされることも報告されている。しかし，この障害は群間比較では起こるが，個々の症例では神経機能の可塑性や術後の発作の治癒あるいは改善によりマスクされてしまうことも考えられる。記憶を司る解剖学的構造に関してもまだ未知の問題が山積しているので，結論めいたことは現時点ではくだせない。

《症例》乳幼児期熟性痙攣のあった36歳の男性（図1―26）。
　典型的な左海馬硬化症があり，左側頭葉＋内側側頭葉切除を行い，エンゲル分類Ⅰの良好な手術成績で経過している。術前のMRI画像では左海馬の著明な萎縮よび，下角の拡大を認める。FLAIRでは海馬の高信号が見られる。

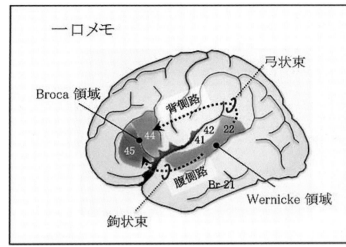

図 1―27

　最近の傾向としては個々の症例により発作焦点の広がりも発作伝搬様式も異なっており，当然ながら個々の症例に応じた手術法も異なって当然であるということである，古典的な側頭葉切除を単純に繰り返すのは不要な脳組織の切除を行ってしまう可能性につながる。　筆者が 1973 年から 75 年まで留学していたパリの Sainte-Anne 病院でのてんかん外科症例では症例ごとに侵襲的ではあるが深部電極をてんかん症候に応じて埋め込み，定位的深部脳波やビデオ脳波記録を用いて分析し，その結果を基に手術計画を立てる症例ごとの tailored surgery を行っていた。我が国でもその方向での治療の必要性が認識され始めている（図 1―27）。

13　連合線維（図 1―28）

a. 上後頭前頭束：中頭頂皮質から帯状溝の周りと上頭頂葉，前頭葉の白質内を通り前頭葉の 6，8，9 野および補足運動野へと投射している。運動制御に関わっていると考えられる。

b. 上縦束（狭義）：下尾側頭頂皮質から背外側前頭前皮質へと双方向性に投射している。下尾側頭頂皮質は空間注意と視覚，眼球運動に関わっており，前頭前皮質から頭頂皮質へ空間注意の焦点の情報と空間情報の選択と検索の制御指令が送られていると考えられる（ワーキングメモリーの中央制御）。

c. 下後頭前頭束：縁上回から腹側前運動皮質と前頭前皮質へと投射している。言語の調音などの体性感覚情報を腹側前運動皮質，弁蓋部，縁上回，前頭前皮質のワーキングメモリー間で転送していると考えられている。

d. 弓状束：上側頭回と前頭前皮質を接続する線維であり，上側頭回の尾側から島皮質の上を上縦束に沿って走行し背側前頭前皮質へと投射している，感覚性言語野と運動性言語野を結合しており，この線維束の障害で伝導性失語が生じる。

e. 鉤状束：前頭葉と側頭葉を結合している線維束であり，側頭幹の一部を通る。経シルビウス裂で扁桃体海馬切除術を行うとこの鉤状束が障害されて言語性記憶障害が生じるのではないかとも推測されている。

f. 下縦束：後頭葉と側頭葉を結合している線維束であり，視放線の外側を密着して走行する。視覚性認知，視覚性記憶に関与している。

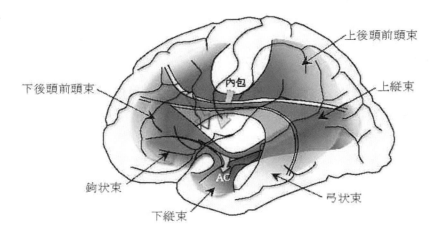

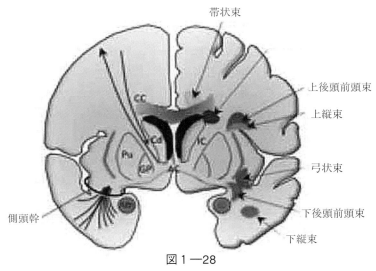

図 1—28

14　視覚（図 1—29）

a. 視放線

　従来から視放線の走行は側脳室を囲む破線のように存在することが知られていたが，視野計測に鋭敏に反応する視野計を用いると図のように側頭葉先端部から 2 cm の部分にも存在する事が報告されている（Salmon PK et al. 2010）。

b. 視覚中枢

　視覚野は一次視覚野（V1）から頭頂連合野の 5 次視覚野（V5）まで分類される。特に V5 は MT 野（middle temporal area）とも呼ばれ，運動の知覚，局所運動信号のグローバルな知覚への統合およびある種の眼球運動における主要な役割を担っている。MT 野は後頭葉と頭頂葉の境界で上側頭溝後端の後ろに位置し，両側の障害で物体の動きが認知ができなくなることが知られている。

c. 高次視覚機能

　視覚情報を処理する経路には主に腹側視覚経路と背側視覚経路があり，いずれも右半球優位である。前者は一次視覚野から下縦束を介して下側頭部に至るもので，対象の形状・色・顔などの認知が行われ "what 経路" と呼ばれる。後者は一次視覚野から頭頂葉後部に至るもので，対象の動き・空間内で

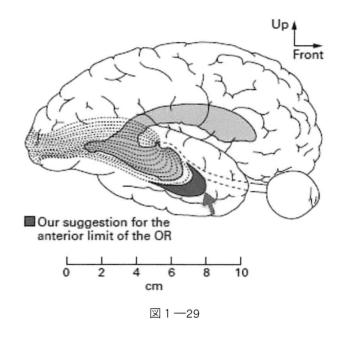

図1―29

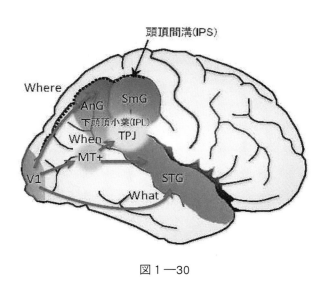

図1―30

の位置関係（対象物が空間のどこにあるか）を認知しており，"where 経路"とも呼ばれる。近年，右MT野を経由した第3の経路が注目されており"when 経路"と呼ばれている。これは事象の順番を認知するもので，物体がいつ出現し，いつ消えるかなどの認知を行っている（図1―30）。

15　側頭葉底面の機能（図1―31）

側頭葉底面右には相貌認識野（FFA）があり，左には言語野（BTLA）および視覚性言語野（VLA）がある。

視覚対象の処理に関して，文字は紡錘状回（左優位，visual recognition area），相貌は紡錘状回（右優位，fusiform face area），風景は海馬傍回（右優位，parahippocampal place area），道具などの物品は下後頭回（右優位，lateral occipital cortex）がそれぞれ中心的役割を担う。これらに対応して，臨床的には左紡錘状回

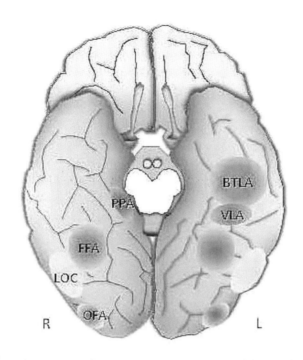

BTLA: basal temporal language are, FFA: fusiform face area
LOC: lateral occipital cortex, OFA: occipital face area
PPA: parahippocampal place area, VLA: visual language area

図1—31

から下側頭回にかけての病巣で失読が，右または両側紡錘状回の病巣で相貌失認が，右海馬傍回の病巣で街並失認が生じる（鈴木）。

　紡錘状回前部は意味記憶に関わるネットワークの要と言われる。臨床的に前側頭葉変性症で前部側頭葉の委縮が早期から出現する症例では意味記憶の障害が主症状となり，意味性認知症（semantic dementia）と呼ばれる。呼称やカテゴリー性語列挙のような言語性意味記憶の障害は左紡錘状回前部の代謝低下に関連し，意味記憶の障害は右紡錘状回の代謝低下が関連していた。

a. 側頭葉底面言語野（basal temporal language area）：この部位の電気刺激により自発話，聴覚性理解，呼称，復唱の口頭言語，読み書きの文字言語の障害が生じる。しかし，多くの症例で同部を切除しても永続的な失語は生じない。

b. 視覚性言語野（visual language area,）：側頭葉底面言語野よりやや後方の左紡錘状回中部は読みに関する部位として知られる。この部位を含む損傷により，純粋失読を生じ，物品呼称障害を合併することもある。以上より，左紡錘状回中部は視覚対象を意味に連合するのに重要な部位と考えられる。

c. 紡錘状回相貌野（fusiform face area）：右紡錘状回後部はヒトの顔の認知に重要である。この部位のすぐ内側に，相貌だけではなく建物や物品の視覚性処理にも関連し，対象を見る視点が変わっても同一のものと認識する部位がある。

d. 海馬傍回場所野（parahippocampal place area）：右海馬傍回は街並み，風景，室内の情景など場所の認知に関連している。地誌的失見当の一種である街並み失認が生じるのは，右海馬傍回を含む損傷で

ある。道を迷わずに歩くためには，海馬傍回での街並みの認知，脳梁膨大後域でのナビゲーション，海馬領域での遠近に関する記憶などがネットワークとして働く必要がある。

第2章　血管解剖 ── ① 動　脈

1　内頸動脈，前大脳動脈，中大脳動脈の区分（図2―1）

a）内頸動脈の区分

前床突起より末梢の内頸動脈は supraclinoid portion として前・中大脳動脈分岐部より後交通動脈分岐部までは C1，後交通動脈分岐部から眼動脈分岐部までを C2 と分類される。さらに近位部の内頸動脈は distal dural ring から proximal dural ring までのサイフォン部は C3，proximal dural ring から錐体舌靱帯までの海綿静脈洞部を C4，破裂孔までを C5 と分類される。

b）前大脳動脈の区分

内頸動脈より分岐して内側へ向かい前交通動脈を分岐するまでを A1（水平部），脳梁下部までを A2，脳梁前方を回りこむ部分を A3，脳梁上部の前頭葉部分を A4，頭頂葉部分を A5 と分類する。

c）中大脳動脈の区分

内頸動脈より分岐して外側方向に向かい島限で屈曲（膝部）するまでの部分を M1（水平部）と呼び，

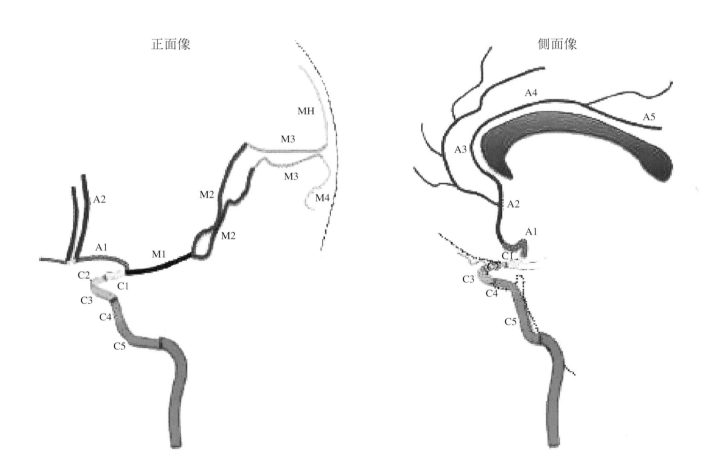

図2―1　内頸動脈，前大脳動脈，中大脳動脈の区分

膝部より中枢側で2～3本に分岐することが多い。その後は島の表面を走行するM2（島部）となり，前頭頭頂弁蓋と側頭弁蓋の間を通過するM3（弁蓋部）となり，最終的に大脳表面を走行するM4（皮質部）となる。

2　内頸動脈の海綿静脈洞内での分枝（図2－2）

近位から順にmeningohypophyseal trunk, inferolateral trunk, capsular artery, ophthalmic arteryが分枝する。

a）meningohypophyseal trunk（MHT）

全例で認められ，鞍背部で3本に分かれるが左右で吻合を形成する。tentorial arteryはBernasconi-Cassinari arteryとも呼ばれ，海綿静脈洞上壁および動眼神経，滑車神経を栄養する。その後はテント縁に沿って走行するが，後大脳動脈や上小脳動脈の硬膜枝と吻合を持つ。inferior hypophyseal arteryは内側に向かい下垂体後葉の被膜と後葉を栄養する。dorsal meningeal arteryは斜台硬膜および外転神経を栄養する。

b）inferolateral trunk（ILT）

通常は3本に分岐する。上枝は海綿静脈洞の上面および動眼神経，滑車神経を栄養する。前枝は上眼窩裂に向かい動眼神経，滑車神経，外転神経を栄養し，眼動脈と吻合する。外側枝は卵円孔に向かい三叉神経節を栄養し，中硬膜動脈とも吻合する。

海綿静脈洞の血管解剖の中心はinferolateral trunkである。海綿静脈洞の内頸動脈のやや外側下面から分

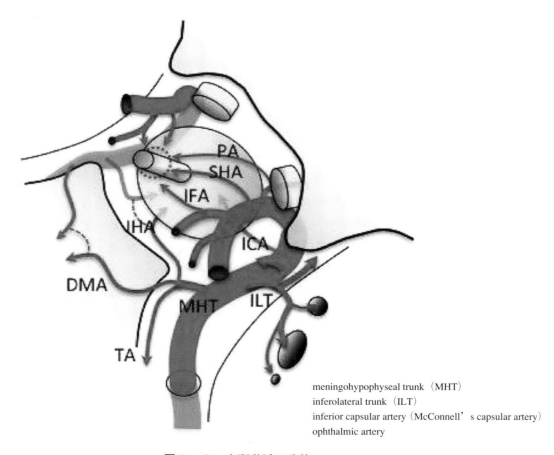

meningohypophyseal trunk（MHT）
inferolateral trunk（ILT）
inferior capsular artery（McConnell's capsular artery）
ophthalmic artery

図2－2　内頸動脈の分枝

岐し，通常前枝と後枝に分かれる。前枝は2本に分かれ上眼窩裂と正円孔の動脈と吻合，後枝は後方外側へ向かい，副硬膜動脈と卵円孔で吻合する。さらに棘孔で中硬膜動脈と吻合する。これらの吻合をしながら海綿静脈洞内のⅢ，Ⅴ，Ⅵを栄養する。ILTは外頸と内頸の重要な連絡路の1つである。

また，顔面神経の走行に沿った血管の連絡が重要である（facial arcade）。通常耳介動脈からstylomastoid branchとしてstylomastoid foramenに入り，顔面神経に沿って走行する。

c）inferior capsular artery（McConnell's capsular artery）
3割程度に認められ，下垂体底と下垂体前葉を栄養する。

d）ophthalmic artery
海綿静脈洞から出た直後の内頸動脈内側上1/3から分岐し，平均3mmの距離で視神経管に入る。

3　脳下垂体への動脈

a）superior hypophyseal artery
内頸動脈が硬膜を貫通して，すぐの内側から分岐し，視神経の下面を走行し，下垂体茎および前葉を栄養する。通常1〜5本分岐し，視神経，視交叉下面，下垂体茎（前葉）灰白隆起を栄養する。下垂体近傍では，後交通動脈からの漏斗動脈（infundibular artery），対側の上下下垂体動脈とともに発達した動脈吻合を形成するので，虚血耐性を有するが，反回分枝（recurrent anterior branch）はend arteryとなる場合があり，この枝の虚血には注意をする必要がある。

上下垂体動脈瘤のクリップなどではこの動脈の温存が重要であるが，術前には同定は困難であり，術中内視鏡などでの確認がキーとなる。

b）inferior hypophyseal artery
meningohypophyseal arteryの枝で下垂体後葉を栄養しており，血管撮影でstainとして鞍背付近に認められることがある（pituitary blush）。

c）inferior capsular artery
前述。

d）anterior capsular artery
海綿静脈洞内で内頸動脈が海綿静脈洞の硬膜を貫通する直前で分岐する。

e）infundibular artery
後交通動脈より分岐し漏斗へ向かい，superior hypophyseal arteryとともにcircuminfundibular anastomosisを形成する。

f）prechiasmatic artery
まれに眼動脈の起始部より分岐し，視神経腹側，視交叉，下垂体茎を栄養する。

4　眼動脈 Ophthalimic artery

眼動脈の分枝の中で視機能に関係する動脈は網膜中心動脈（central retinal artery）と後網様体動脈（posterior ciliary artery）である。網膜中心動脈は通常は1本で，眼動脈近位側から最初の分子として分岐し網膜内層を栄養する。end artery なので閉塞すると約4時間で網膜に不可逆的虚血性変化が起きる。後網様体動脈（posterior ciliary artery）は通常2－3本で血管吻合に富み虚血耐性を有する。前床突起を削除する際に meningoorbital band を焼灼する際には血管撮影で眼動脈と外頸動脈の吻合の有無を確認する必要がある。

5　後交通動脈 Posterior communicating artery

脳底動脈に栄養される後大脳動脈を adult type，後交通動脈に栄養される後交通動脈を fetal type と呼ぶ。後交通動脈は灰白隆起の下，トルコ鞍，動眼神経の上を後方・内側に向け走行する。後交通動脈から分岐する血管は7～8本存在し，最も重要な血管は anterior thalamoperforating artery（premammillary artery）で中 1/3 で分岐し乳頭体前部を貫き，視床下部，視床前半部，内包後脚の前半分を栄養する。

血流支配は，視床前内側，乳頭体，灰白隆起へ分枝を送った後傍正中有孔質を穿通し，視床下部後部，乳頭視床路，視床前部，内包膝・後脚前 1/3 を栄養する。血流障害により，片麻痺，半身知覚障害，構語障害，記憶・情動障害，視野障害等が起こりうる。後交通動脈を内頸動脈側で閉塞すると穿通枝が多くは盲端化し，閉塞のリスクが高くなる。特に P1 が低形成の場合には穿通枝に閉塞の危険が高くなる。

6　前脈絡叢動脈 Anterior choroidal artery（図2—3）

本動脈は内頸動脈の外側から分岐し後内側へ向かい，視索の外側に沿って走行したのちに大脳脚近傍で視索を横切り大脳脚に枝を出す。外側膝状体の周辺で再び視索を内側から外側に横切り，側脳室下角にある脈絡裂を経由して脳室に入る。側脳室に入り脈絡叢と吻合する点が choroidal point である。本動脈は cisternal segment と choroidal segment に分類され，cisternal segment はさらに側頭葉内側の鉤，嗅内野および扁桃体を栄養する telencephalic branch と，視床，外側膝状体，大脳脚の中 1/3，内包後脚の後方 2/3，視索を栄養する diencephalic branch に分かれる。特に内包を栄養する内包視床動脈は重要で，脈絡叢点近位で分岐し前脈絡叢動脈に沿って走行する。

choroidal segment は主に脈絡叢を灌流するが，一部視床枕や外側膝状体にも枝を出すことがある。前脈絡叢動脈の閉塞時には，後交通動脈や後脈絡叢動脈との重複支配のために一定の症状が出現するとは限らない。

血流支配には個体差があるが，視索，大脳脚（中 1/3），内包後脚（後 2/3），外側膝状体，および脈絡叢は定常的に支配する。本動脈が閉塞した場合には片麻痺，半身感覚障害，および半盲（3徴）の他健忘，意識障害，失調，不随意運動などが出現し，Abbie/Monakow 症候群として知られる。内包後脚は側副血行が乏しく片麻痺の出現は高率。

一口メモ

Irvin Cooper は過去3年間に Ach の閉塞を55回おこなった，手術死亡率は10%であった。3例に術後片麻痺が生じた（3/55: 5.45%）。手術症例の70%の患者では良い結果が得られた（振戦と強剛の改善が得られ，片麻痺などの合併症が生じなかった）。マスク様顔・歩行の改善，自発運動のスピード改善，固定

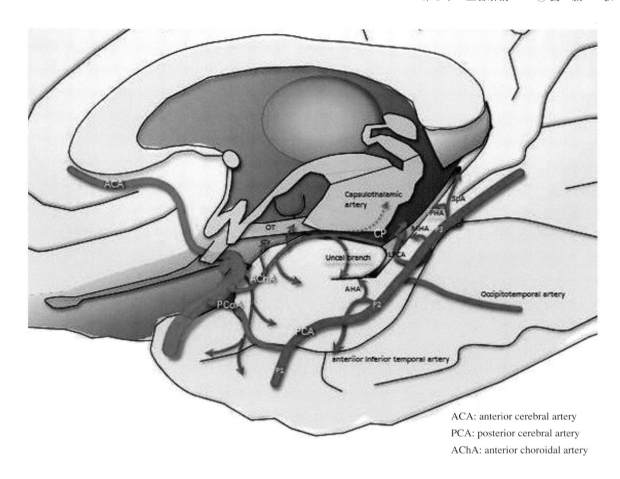

ACA: anterior cerebral artery
PCA: posterior cerebral artery
AChA: anterior choroidal artery

図2－3　前脈絡叢動脈と後大脳動脈の分枝

した肢位の異常の改善などが数人の患者で得られたと報告している。即ち55回のAchの閉塞で3例にのみ片麻痺が生じたという報告は注目に値する。

　Achは発生学的に古い血管であるために他の血管との吻合が豊富で，梗塞をおこしても症状を呈さないようであるが，一旦起ると上下肢の麻痺は強く患者にとっては強いハンディとなる。脳脚への血行が途絶しても上下肢に強い麻痺が生じる事は殆ど無いので，やはり脈絡叢点で分岐し遠位部に走行する内包視床動脈のレベルで梗塞を起こし，遠位部での吻合の無い場合に内包後脚の小梗塞が生じ，障害側と反対側の片麻痺が生じるものと考えられる（.Ligation of the anterior choroidal artery for involuntary movements; parkinsonism. Cooper IS. Psychiatr Q. 1953 Apr;27（2）:317-9）

　前述したように脈絡叢点で分岐し遠位部に走行する内包視床動脈の走行を7テスラMRIなどで，重点的に研究する必要がある事を強調したい。

7　前大脳動脈 Anterior cerebral artery

　発生学的に古い動脈である。前有孔質下方で内頸動脈より分岐し，水平に内側前方へ走行する。前交通動脈分岐までをA1（horizontal segment）と呼び，その7割は一側で未発達である。A1からは3～6本程度のmedial striate arteryが分岐し，前有孔質の内側1/3を貫通し淡蒼球を灌流する。前交通動脈の3割は

double で fenestration を形成する。その後上方からは 1 〜 3 本の hypothalamic artery が分枝し，視交叉上面，視床下部前半，脳弓，脳梁などを灌流しており，障害により記銘力低下，意識障害，電解質異常などをきたす。

5 〜 10％で前交通動脈より median artery of corpus callosum（MACC）が分岐するが，太いものでは両側の ACA とともに triple A2 を形成することがある。MACC より hypothalamic artery が分岐することもあり，注意が必要である。

前交通動脈の穿通枝は後面から分岐し，1）subcallosal artery，2）hypothalamic branch，3）chiasmatic branch がある。1）は通常 1 本で径が最大で，前交通動脈の後面上部より分岐し，終板，終板傍回，前視床下部，脳梁下野，脳弓柱上部，中隔核，ブローカ対角帯，マイネルト基底核，側座核などの無名質すなわち前脳基底部を両側性に支配する。Subcallosal branch の閉塞により前脳基底部健忘（basal forebrain amnesia）すなわち前向性・逆向性健忘，失見当識，作話，人格変化，不穏，不眠，徘徊などが出現する。

視床下部枝は全例にみられ，前交通動脈の後面中央から分岐し，終板および前視床下部を栄養する。血流障害により人格変化や電解質異常が出現する可能性がある。Chiasmatic branch は視交叉上部を栄養する。

a）Heubner artery

通常は両側に 1 本ずつあり，6 割は A2 の近位部 5mm 以内で起始するが，同部位より分岐する medial fronto-orbital artery との区別が重要である。大脳動脈の直上を外側に向け走行し，前有孔質を貫通し，尾状核頭部前半，被殻の前 1/3，淡蒼球，内包前脚などを栄養する。A1 近くに脳ベラをかける場合には注意が必要であり，障害により反対側上肢優位の片麻痺と顔面，口蓋，舌の障害が生じる。

b）hypothalamic artery（視床下部動脈）

視床下部の吻側は前大脳動脈や前交通動脈から分岐する commissural, preoptic, supraoptic artery，中間部は内頸動脈，後交通動脈から分岐する superior hypophyseal artery, tuberoinfundibular artery，尾側は後交通動脈から分岐する premammillary, mammillary artery と後大脳動脈から分岐する mammillary artery より栄養される。これらの hypothalamic artery は多数の吻合を持っており，視床下部は限局した虚血に強いとされている。

8　中大脳動脈 middle cerebral artery

中大脳動脈は発生当初は前大脳動脈からの細い分枝であるが，新外套の発達とともにシルビウス裂の折れ込みが深くなり，中大脳動脈も太くなる。M1（horizontal segment）は前有孔質の下方を外側に走行し，島限界で直角に曲がり M2（insular segment）に移行する。この部位での分枝の 6 割は bifurcation，3 割は trifurcation である。M1 での穿通枝は lenticulostriate artery または lateral striate artery と呼ばれ一側に平均 5 本あり，M1 の後上面より分枝し，後上方かつ内側へ走行する。前有孔質の外 2/3 を貫き，被殻，淡蒼球の外側，内包膝部および後脚，尾状核頭部などを灌流する。弁蓋部を走行する M3（opercular segment）は M4（cortical segment）となり大脳表面を走行する。

9　後大脳動脈 posterior cerebral artery（図 2 — 3 ）

PCA の起始部から後交通動脈分岐部までを P1，中脳後縁までを P2，鳥距溝前縁までを P3，それ以後を P4 と呼ぶ。P1 は発生学的に mesencephalic artery とも呼ばれ，平均 4 本の穿通枝が分岐し，後視床穿通動脈は後有孔質に入り，視床内側核，視床下部，中脳の傍正中部を栄養する。また旋回枝は中脳を旋回

し，小さな穿通枝を出し大脳脚，黒質，四丘体などを栄養する。P2 からは視床膝動脈が分岐し，内側膝状体，視床枕を栄養する。脈絡叢への枝として P2 近位より内側後脈絡叢動脈，P2 遠位あるいは P3 より外側後脈絡叢動脈が分岐する。前者は PCA 内側より分岐し中脳を回旋し，松果体の外側を通って脳室内へ入り第三脳室脈絡叢を栄養し，モンロー孔で他の脈絡叢動脈と吻合する。後者は分岐後に前脈絡叢動脈とほぼ一緒に脈絡裂を通り，お互いに吻合を持ちつつ側脳室内の脈絡叢を栄養する。

10 海馬動脈 hippocampal artery

海馬の前 1/3 は前脈絡叢動脈より，後 2/3 は海馬動脈に栄養される。海馬動脈は後大脳動脈あるいはその分枝より起始し，前・中・後からなり吻合を有する。海馬は古くから記憶に関係している構造として注目を集めているが，海馬硬化とはいかなるものであり，本当に側頭葉てんかんの原因なのか結果なのかなどまだ解明されていない問題である。この方面における日本の研究者の業績が高く評価されており，海馬動脈は Uchimura artery と呼ばれている（Uchimura J:Uber die Gefassversorgung des Ammonshornes. Z Gesamte Neurol Psychiatr 112:1-19, 1928）。佐野らは海馬硬化と側頭葉てんかんの関連性について早期に報告し，その研究は高い評価を受けている。(Sano K, Malamud N: Clinical significance of sclerosis of the cornu Ammonis. Ictal "psychic phenomena". Arch Neurol Psychiat 70:40, 1953.)

図 2—4 は佐野教授みずから描いたシェーマである。前脈絡叢動脈の鉤枝と前下側頭動脈（P2 より分岐）からの前海馬動脈は鉤溝に入り吻合を形成して海馬頭部を栄養する。海馬体部へは中および後海馬動脈が

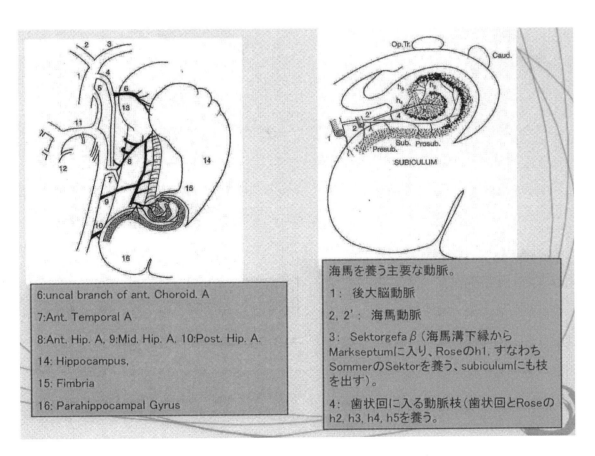

図 2—4　海馬動脈（佐野圭司教授のシェーマ）

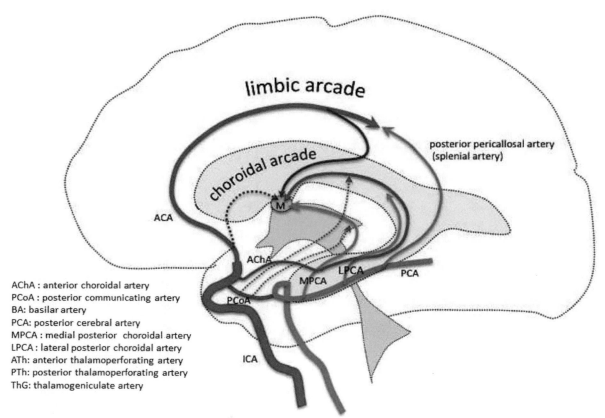

図2—5　choroidal arcade と limbic arcade

歯状回を貫通して栄養する。海馬切除術では鉤溝および歯状回を貫通している動脈のみを凝固切断しなければならず，誤って前脈絡叢動脈から分枝する内包視床動脈を切断すると術後に対側の片麻痺が生じてしまう。

一口メモ：choroidal arcade と limbic arcade（図2—5）

　頭蓋内の内頸動脈は発生学的に cranial division と caudal division に分けられる。cranial division には前大脳動脈と前脈絡叢動脈が属し，この2動脈は発生過程で一時期動脈輪を形成している。これら2動脈の choroidal branch は末梢で choroidal arcade を作り脈絡叢を栄養し，モンロー孔で吻合する。一方，2動脈の hippocampal branch は limbic arcade を形成し，脳梁外側の辺縁系を栄養する。いずれの吻合も脳梁や脳弓の形成とともに消退するが，もやもや病では limbic arcade を介して前大脳動脈が逆行性に栄養されることがある。

11　椎骨動脈 vertebral artery

　左が右より太いことが多い。椎骨動脈が鎖骨下動脈から分岐し C6 の横突孔に入るまでを V1 segment，横突起内の部分を V2 segment，C1 の横突孔から出た後の硬膜外の部分を V3 segment，硬膜内を V4 segment と呼ぶ。C1 の横突孔を通り上行し，C1 の上面に出て内側に向き，椎骨動脈溝を通り，後環椎後頭膜を貫き，大後頭孔を通り頭蓋内に入る。椎骨動脈と内頸動脈の吻合がみられることがあるが，これは胎生期血管の遺残によるものである。

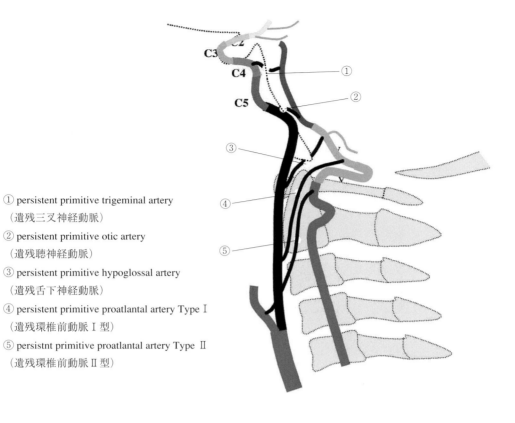

図2—6　頸動脈系と椎骨動脈系とを結合する原始遺残動脈

① persistent primitive trigeminal artery
（遺残三叉神経動脈）
② persistent primitive otic artery
（遺残聴神経動脈）
③ persistent primitive hypoglossal artery
（遺残舌下神経動脈）
④ persistent primitive proatlantal artery Type Ⅰ
（遺残環椎前動脈Ⅰ型）
⑤ persistnt primitive proatlantal artery Type Ⅱ
（遺残環椎前動脈Ⅱ型）

〔頸動脈系と椎骨動脈系とを結合する原始遺残動脈〕（図2—6）
内頸動脈は発生学的にはいくつかの異なる segment の連続から成り立ち，その間には原始動脈が分岐する可能性がある。

①遺残三叉神経動脈　persistent primitive trigeminal artery：内頸動脈のC4/5部と脳底動脈の遠位部を結ぶ動脈で，海綿静脈洞から三叉神経に沿って走行するタイプと，トルコ鞍を貫通し斜台の硬膜を貫通するタイプがある。
②遺残聴神経動脈 persistent primitive otic artery：内頸動脈の錐体部と脳底動脈の近位部を結ぶ動脈で，内耳道を走行する。
③遺残舌下神経動脈 persistent primitive hypoglossal artery：第1/2頸椎レベルの内頸動脈より分岐し舌下神経に並走し，舌下神経管を通り一側の頭蓋内椎骨動脈に注ぐ。
④遺残環椎前動脈Ⅰ型 persistent primitive proatlantal artery Type Ⅰ：第2/3頸椎レベルの内頸動脈より分岐し，後頭骨と環椎の間を通過し大後頭孔に入り，頭蓋内椎骨動脈に注ぐ。
⑤遺残環椎前動脈Ⅱ型 persistnt primitive proatlantal artery Type Ⅱ：外頸動脈の分岐直後より分枝し，第1/2頸椎椎体間を通過し，後頭部で椎骨動脈につながる。

〔硬膜外椎骨動脈からの分枝〕（図2—7）
a）外側脊髄動脈 lateral spinal artery
C1〜4レベルの頸髄の後根より腹側で歯状靭帯の背部を走行し，上位頸髄の posterolateral spinal artery

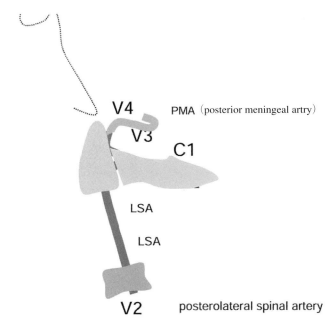

図2—7　硬膜外椎骨動脈からの分枝

となる。頭側では PICA と吻合し，側方では脊髄の radicular artery と吻合する。

b) 前硬膜動脈 anterior meningeal artery
V2 末端より分岐し大後頭孔付近の硬膜に分布する。軸椎の歯突起も栄養しており odontoid artery とも呼ばれる。

c) 後硬膜動脈 posterior meningeal artery
V3 末端より分岐し後頭蓋窩背側の硬膜に分布する。

〔硬膜内椎骨動脈からの分枝〕
a) 本幹からの穿通枝
通常盲孔（foramen cecum；橋・延髄の境界の正中前面で，椎骨動脈の合流点の近傍に位置）や anterior median sulcus に入り，上部延髄の傍正中領域を栄養する。この穿通枝の閉塞は延髄内側症候群として反対側の顔面を除く片麻痺，触覚・深部知覚の障害，同側の舌下神経麻痺・舌萎縮を招く。

b) 前脊髄動脈
V4 より起始し，延髄腹側を尾側へ下降しつつ左右が合流する。延髄錐体，延髄被蓋内側を栄養しており，閉塞で両側の延髄内側症候群を呈することがある。

12　脳底動脈 basilar artery（BA）

脳幹部の腹側で一対の ventral longitudinal artery が融合し，一本の脳底動脈になる。融合不全が起こると fenestration を形成する。lower basilar artery に多い。脳底動脈の先端部の分岐パターン（図2—8）として脳底動脈から SCA が直接分岐する場合には脳底動脈は T 字型を呈し（cranial fusioin type），SCA が

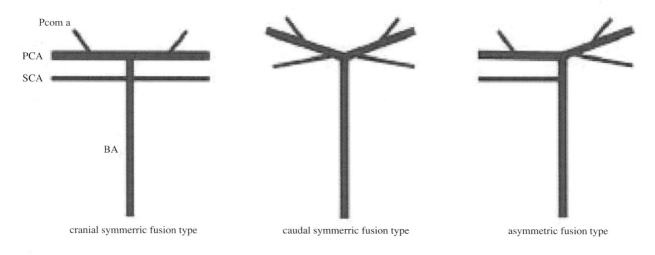

図2−8 脳底動脈先端部の分岐パターン

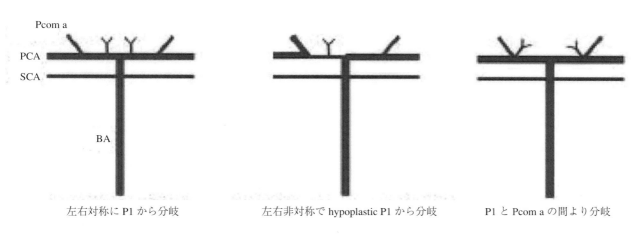

図2−9 脳底動脈先端部の視床穿通枝の分岐パターン

後大脳動脈から分岐する場合にはY字型を呈する（caudal fusion type）。左右非対称の場合もある（asymmetric fusion type）。

〔脳底動脈先端部〜P1の穿通枝〕

vertical branch として視床穿通動脈（posterior thalamoperforating artery），horizontal branch として mesencephalic artery が分岐する。posterior thalamoperforating artery は脚間窩に入り，後視床，視床内側核や傍脳室核を栄養する。P1からの分岐パターン（図2−9）は左右対称にP1から1〜2本が分岐する場合が最多（57％）で，非対称でhypoplastic P1から分岐（17％）する場合が次ぐ。非対称の場合には一側の穿通枝が両側を栄養することが多い。一側の視床穿通枝の閉塞で両側視床内側核の梗塞を起こし遷延性意識障害をきたすことがあり，脳底動脈先端部動脈瘤の治療では穿通枝の十分な把握が必要となる。まったく正中の脳底動脈先端から穿通枝が出ることはまれである。両側のP1から分枝した穿通枝がループを描き末梢で吻合する場合があり，artery of Percheron と呼ばれる。mesencephalic artery は中脳，黒質，赤核，第四脳室の吻側正中部を栄養する。この穿通枝が脳幹背側病変の栄養動脈になることがあり，脳幹部を貫通するものを transmesencephalic artery と呼ぶ。

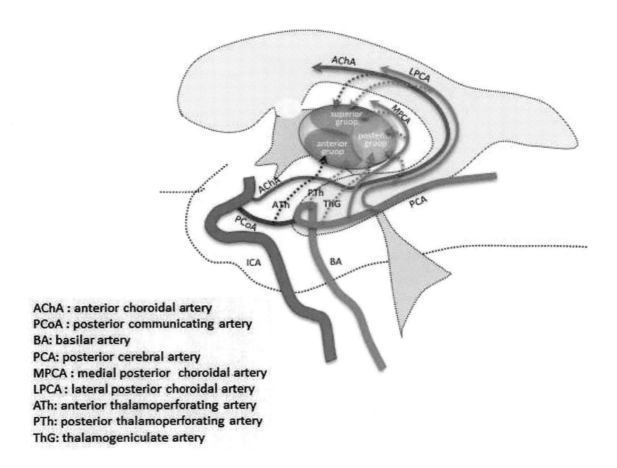

AChA : anterior choroidal artery
PCoA : posterior communicating artery
BA : basilar artery
PCA : posterior cerebral artery
MPCA : medial posterior choroidal artery
LPCA : lateral posterior choroidal artery
ATh : anterior thalamoperforating artery
PTh : posterior thalamoperforating artery
ThG : thalamogeniculate artery

図2—10　視床を栄養する動脈

13　視床を栄養する動脈（図2—10）

視床の動脈は inferior group, posterior group, superior group に分けられ，視床穿通動脈と脈絡叢動脈が関与する。inferior group には後交通動脈から分岐する anterior thalamoperforating artery（MD核を栄養）と後大脳動脈の P1 から分岐する posterior thalamoperforating artery（VL，Vim，MD核を栄養）がある。posterior group として P3 より分岐する thalamogeniculate artery（VPL，VPM，Vim核を栄養）と後脈絡叢動脈（内側および外側），superior group として前後の脈絡叢動脈がある。

14　上小脳動脈 superior cerebellar artery（SCA）（図2—11）

脳底動脈あるいは稀に後大脳動脈から分岐し，次の4つの segment に分けられる。

a）anterior pontomesencephalic segment
分岐後に外尾側へ向かい，動眼神経の下を通過して中脳橋移行部の前外側へ到達する。近位での穿通枝は脚間窩を貫通し中脳被蓋を栄養する。回旋枝は背側へまわり四丘体などを栄養する。

b）lateral pontomesencephalic segment（ambient segment）
迂回槽において橋外側をさらに背側へまわり込み，四丘体槽に至る。穿通枝および回旋枝は上小脳脚お

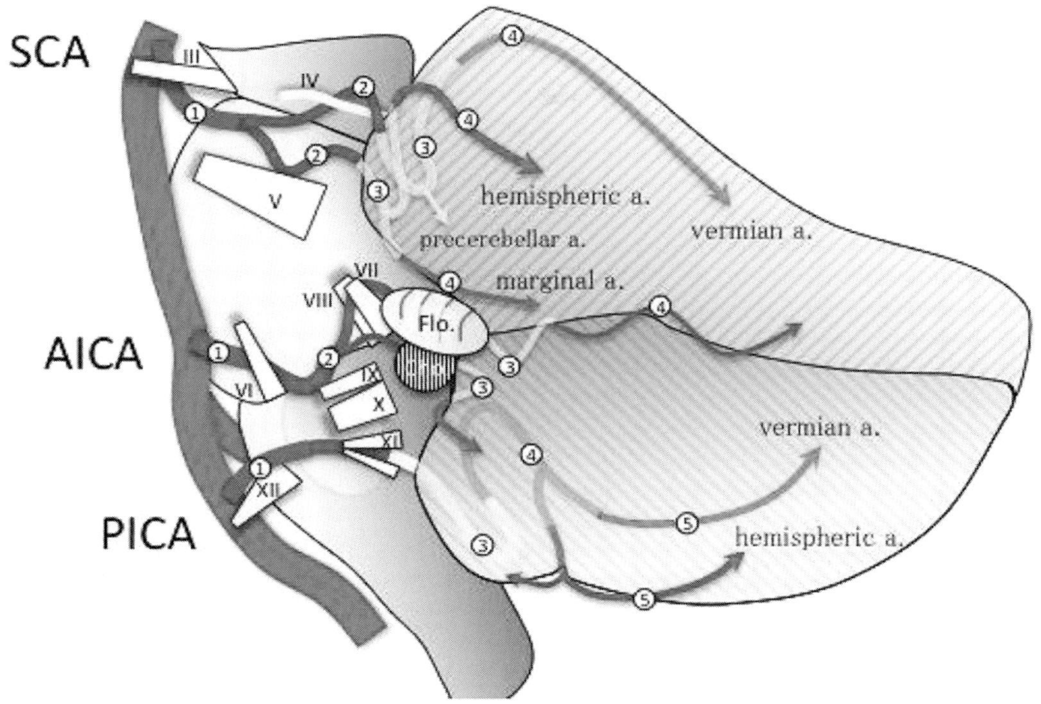

図2—11　上小脳動脈（SCA），前下小脳動脈（AICA），後下小脳動脈（PICA）の走行

および四丘体を栄養する。多くはここで rostral trunk と caudal trunk に分かれ，rostral trunk は滑車神経と近接あるいは交叉し，caudal trunk は三叉神経根に近接するように caudal loop を形成し，いずれも cerebellomesencepalic fissure に至る。

c) cerebellomesencephalic segment（quadrigeminal segment）

cerebellomesencephalic fissure 内を走行し，表面からは観察できない。ここで precerebellar artery が分岐し，上髄帆および小脳歯状核などを栄養する。

d) cortical segment：vermian artery

rostral trunk より分岐し，その他は marginal artery，hemispheric artery に分かれる。marginal artery は小脳水平裂にて AICA と吻合する。

〔上小脳動脈の閉塞（SCA 症候群あるいはミルズ症候群）〕

SCA の閉塞では臨床的に無症状から，脳幹，小脳梗塞まで変異に富んだ症候を呈する。嘔吐，めまい，眼振で発症し，閉塞と同側の上下肢の失調・企図振戦（歯状核，上小脳脚障害），ホルネル徴候，対側の温痛覚の障害（外側脊髄視床路），聴力低下（外側毛帯障害）などが生じる。ただし他の血管との吻合が豊富なので症状には個人差がある。

15 前下小脳動脈 anterior inferior cerebellar artery（AICA）（図 2—11）

多くは椎骨動脈合流部（union）より 1 cm 以内あるいは脳底動脈近位 1/3 付近より分岐し，次の 4 つの segment に分けられる。

a）anterior pontine segment
脳底動脈分岐後，橋前面を外尾側に向かい，外転神経の腹側あるいは背側を走行する。橋下部外側への穿通枝を分枝する。

b）lateral pontomedullary segment
外転神経付近より橋延髄移行部を外側に走行し，時に延髄上外側へ栄養血管を出す。この部位で rostrolateral branch と caudomedial branch に分かれることがある。rostrolateral branch は外頭側へ向かい小脳橋角部を走行し，Ⅶ・Ⅷ脳神経の間あるいは背側を通過しつつ meatal loop を形成し，internal auditory artery および subarcuate artery を分枝する。internal auditory artery は内耳道内に入り，proper cochlear artery，vestibulocochlear artery，anterior vestibular artery に枝分かれする。一方 subarcuate artery は AICA の硬膜動脈枝であり，subarcuate fossa（内耳孔の上外側にある）から側頭骨内の硬膜内へ入り，三半規管周囲を栄養する。middle meningeal artery の petrosal artery との吻合がある。caudomedial branch は尾内側へ下降し，flocculus およびルシュカ孔の脈絡叢を栄養する。

c）flocculopeduncular segment
flocculus から中小脳脚付近を走行する部分で，表面からは観察困難である。中小脳脚内側部への穿通枝を分岐する。

d）cortical segment
小脳橋角裂より外側へ水平裂付近を走行し，小脳半球前面を栄養する。末梢にて rostrolateral branch は SCA と，caudomedial branch は PICA と吻合することがある。

〔AICA の閉塞（橋下部外側症候群）〕
脳幹外側と小脳脚の障害を中心とする。突発性のめまい・悪心・嘔吐に続いて，同側の顔面温痛覚消失，感覚鈍麻，末梢性顔面神経麻痺，耳鳴，難聴，小脳失調，ホルネル症候群，対側の頸部以下半身温痛覚消失が出現する。椎骨動脈や脳底動脈から栄養されている錐体路は障害をまぬがれる。すべての臨床症状が出現するわけではなく，他の血管との吻合の多少により症状が異なる。

16 後下小脳動脈 posterior inferior cerebellar artery（PICA）（図 2—11，2—12）

PICA の起始部の 57％は大孔より上で分岐し，次の 5 つの segment に分けられる。

a）anterior medullary segment
起始部より延髄前方を走行し舌下神経根の間を走行する。inferior olivary prominence までの部分。

b）lateral medullary segment

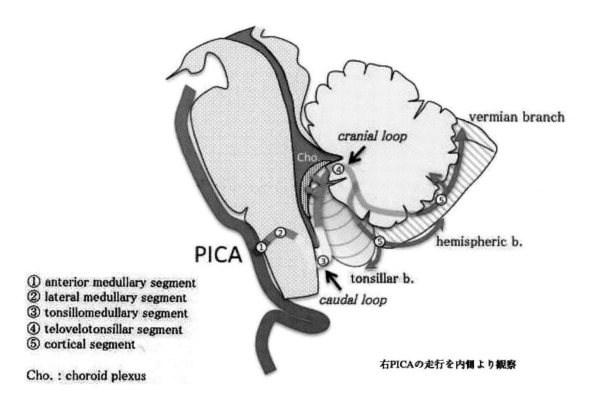

図 2-12　後下小脳動脈（PICA）の走行

延髄外側を走行し，XI，X，XI 神経までの部分。

c）tonsillomedullary segment
延髄の背側を周りこみ小脳扁桃にいたるまでの部分で caudal loop を形成する。

この 3 つの medullary segment より脳幹への穿通枝が分岐する。

d）telovelotonsillar segment
小脳扁桃内側面を上向し，tela choroidea 上で脈絡叢への動脈枝を分岐しつつ第 4 脳室天井に到達し，inferior medullary velum 付近で cranial loop を形成して尾側へ下降し小脳表面に至る。この segment にて medial trunk と hemispheric trunk とに分岐する。

e）cortical segment
medial trunk は vermian artery へ移行する。lateral trunk は tonsillohemispheric branch となり，さらに tonsillar artery と hemispheric artery に分かれる。
PICA は同側の AICA，対側の PICA との吻合が豊富であり，さらに lateral spinal artery，posterior meningeal artery とも吻合している。

〔PICA の閉塞（延髄外側症候群）〕
悪心，嘔吐とともに前庭神経核の症状としてめまい，眼振が出現する。障害と同側に味覚障害（孤束核

障害），上下肢の失調（下小脳脚障害），ホルネル徴候，顔面の温痛覚障害（三叉神経脊髄路核障害）が出現し，対側には体幹・上下肢の温痛覚低下（外側脊髄視床路障害）が出現する。錐体路や内側毛帯は障害されない。ワレンベルグ症候群として有名であるが，椎骨動脈の閉塞と区別が困難である。

参考文献

一ツ松勤『直達外科手術に役立つ脳血管解剖——穿通枝虚血についての考察——』Jpn J Neurusurg（Tokyo）26:515-522, 2017.

第3章　血管解剖 —— ② 静　脈

1　静脈洞（図3—1）

a）上矢状静脈洞　superior sagittal sinus; SSS

前頭洞の後方より始まり静脈洞交会で終了する。盲孔（foramen cecum；FC）で鼻腔の静脈と交通する。前頭葉下面前半部および前頭葉，頭頂葉，後頭葉の内側面，および円蓋部上方から外側面の静脈を受ける。前頭葉からの静脈は直角あるいは斜め後方に上矢状静脈洞に注ぎ，最も前方の前頭極静脈による橋静脈と前頭蓋底との距離は平均3〜6cmと報告されている。一方，後頭葉円蓋部や内側面の静脈は頭頂葉へ上行し斜め前方に上矢状静脈洞に注ぎ，静脈洞交会近くの4〜5cmに橋静脈形成は認められない。静脈洞交会では右横静脈洞優位に注ぎやすい。

b）下矢状静脈洞　inferior sagittal sinus; ISS

脳梁膝部前縁付近より始まり，大脳鎌の遊離縁内を走行し，直静脈洞に注ぐ。脳梁背側および帯状回からの静脈血を受ける。時に大脳鎌内の静脈路で上矢状静脈洞と連絡することもある。

c）直静脈洞　straight sinus；SS

脳梁膨大部の後方で，下矢状静脈洞とガレン大静脈が合流して始まる。後下方で静脈洞交会に連絡し，左横静脈洞優位に注ぎやすい。

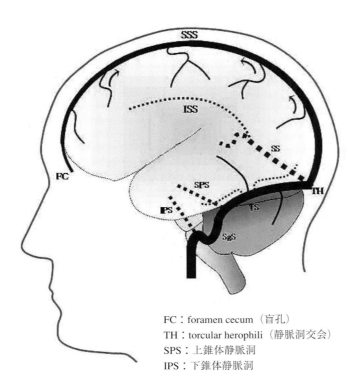

FC：foramen cecum（盲孔）
TH：torcular herophili（静脈洞交会）
SPS：上錐体静脈洞
IPS：下錐体静脈洞

図3—1　静脈洞

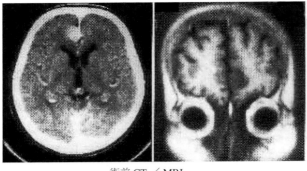
術前CT／MRI

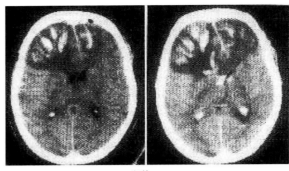
術後CT

図3-2

d）横静脈洞 transverse sinus; TS，S状静脈洞 sigmoid sinus; SgS

　テント付着縁を走行し，テントより離れた地点でS状静脈洞へ移行する。その地点で上錐体静脈洞（superior petrosal sinus；SPS）が合流する。右がやや太いことが多い。横静脈洞にはラベ静脈などの側頭葉後外側や底部の表在静脈，後頭葉の表在静脈，小脳半球静脈が合流する。

e）上矢状静脈洞の離断の可否

　上矢状静脈洞の後半2/3を切断すると致命的脳浮腫を招くが，だからといって前半1/3での切断は安全であるという学問的根拠はない。兵庫医科大学名誉教授の有田憲生先生もその著書『髄膜腫手術のすべて』（メディカ出版，2010）の中で，"古くから上矢状静脈洞の前半1/3は離断可能，後半2/3は離断できないとされているがエビデンスに乏しい。RCTなどはできるはずがないのだから，上矢状静脈洞は原則として離断できないと考えておくほうが安全である"と述べている。前頭葉の血流の大半が表在静脈を介して上矢状静脈洞に灌流し，表在シルビウス静脈がほとんど描出されない症例もあり，そのような例では前方1/3といってもそこへ灌流する皮質静脈を犠牲にできない，まして上矢状静脈洞切断は言うに及ばない。

《症例》

　図3-2は金城利彦先生（当時琉球大学脳神経外科）の症例報告である。右大脳鎌小髄膜腫で腫瘍摘出術において，前方1/3の上矢状静脈洞を結紮切断し，さらにアプローチ上の橋静脈も切断して腫瘍を全摘出した。しかし，術翌日には図のような静脈性出血性梗塞が生じ，亡くなられた。前1/3の上矢状静脈洞の結紮は安全に行いうるという事実は全くないということを，肝に銘じてほしい。

　（Kinjyo T, Mukawa J, Miyagi K, et al; Fatal venous infarction due to obliteration of the anterior third of the superior sagittal sinus in a falx meningioma. In Hakuba A (ed)：Surgery of the intracranial venous system. Springer, pp260-263, 1996）

2　大脳の静脈系

　新皮質からの静脈血を集める表在性脳静脈系（superficial cerebral venous system）と，髄質静脈と基底核・間脳・中脳からの静脈血を集める深部静脈系（deep cerebral venous system）に分けられる。2つの系の間には重要な側副路として髄質静脈（medullary vein）がある。

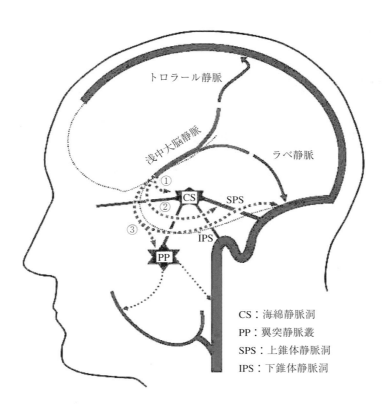

図3—3

〔大脳の表在脳静脈系 superficial cerebral venous system〕

脳表の皮質静脈は上矢状静脈洞に集まる系，ラベ静脈を介して横静脈洞へ集まる系，海綿静脈洞へ集まる系の3つに分類される。発生学的には浅中大脳静脈（superficial middle cerebral vein；SMCV）からの導出が基本であるが（図3—3），大脳の発達とともにトロラール静脈を介して上矢状静脈洞へ，ラベ静脈を介して横静脈洞へも導出されるようになったものである。

〔浅中大脳静脈の流出パターン〕（⇒図の説明にする）

浅中大脳静脈（superficial middle cerebral vein；SMCV）から中頭蓋窩への流出パターンには個人差がある。

①内側群：蝶形骨小翼の下を内側に向け走行し，海綿静脈洞の前上方に流入する。

②中間群：卵円孔の内側の中頭蓋窩を後方に向けて走行し（蝶形錐体静脈 sphenopetrosal vein），上錐体静脈洞へ合流する。

③外側群：卵円孔の外側の中頭蓋窩を後方に向けて走行し（蝶形脳底静脈 sphenobasal vein），横静脈洞や翼突静脈叢へ合流する。

④中頭蓋窩への流入なし

蝶形頭頂静脈洞（sphenoparietal sinus）は表在脳静脈と交通性を持たないとされている。

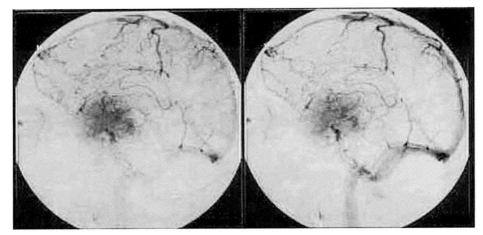

図3—4

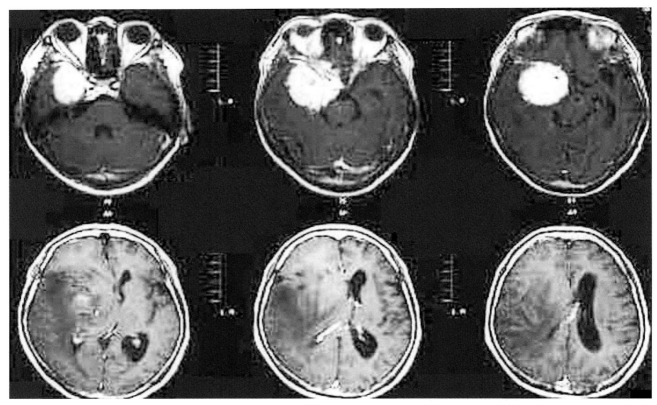

図3—5

《症例》
　浅中大脳静脈の発達が悪い症例で大きな髄膜腫ができるとさらに灌流が悪くなり，著明な脳浮腫を伴うことがある。
　術前の検査で静脈環流の障害があり，脳浮腫が強かった症例に対して手術を行ったところ，術翌日には脳幹に及ぶ血腫（静脈梗塞に伴う出血性梗塞？）が出現し，緊急手術を行って血腫を除去したが植物状態となり6ヵ月後に死亡した症例を紹介する（図3—4，3—5）。上矢状静脈洞へ集まる系，横静脈洞へ集まる系，海綿静脈洞へ集まる系の3系ともほとんど術前の血管撮影で描出されない。腫瘍が海綿静脈洞に浸潤していることと，発生学的にトロラール静脈，横静脈洞，ラベ静脈の発達が悪く，手術では動脈系，

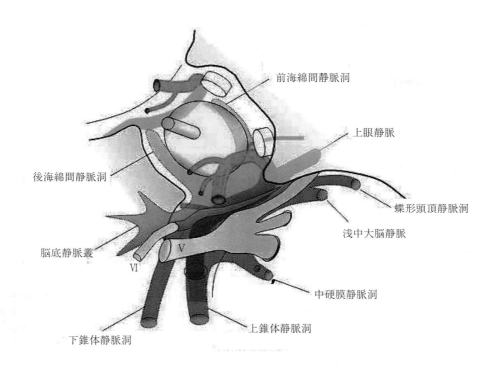

図3—6

静脈系のほとんどを温存して手術し，術中にはMEP; SEPでモニターし，問題はなかったが，静脈梗塞から出血という転帰をたどった。

　この症例は術前より尿失禁，意識障害，水頭症などの症状が進行性に出現し，5cm以上の血管に富む腫瘍があり，正中のシフトも2cm程度あるという状況で手術は絶対的適応であった。このような静脈環流の障害を救う方法があまりない現状で，不幸な転帰をたどった症例である。

〔鞍結節付近の静脈系〕（図3—6）
　上眼静脈は海綿静脈洞の前方へ流入し，下眼静脈は主に翼突静脈叢へ流入する。浅中大脳静脈および蝶形頭頂静脈洞は海綿静脈洞前外側へ，中硬膜静脈は後外側へ流入する。海綿静脈洞後方は上・下錐体静脈洞を介して，横・S状静脈洞へと連絡する。後内側は斜台の脳底静脈叢へと連絡しており，その合流部に外転神経が存在する。下方は中頭蓋窩を貫通して翼突静脈叢へ連絡している。左右の海綿静脈洞は前・後海綿間静脈洞，脳底静脈叢で交通しているが，鞍結節部付近の静脈にはバリエーションが多い。

〔大脳の深部静脈系 deep cerebral venous system〕（図3—7）
　脳深部の静脈系は脳表の静脈よりもその走行には変異は少なく，解剖のランドマークに使うことができる。髄質静脈と基底核・間脳・中脳からの静脈を集め，その太さを増しながら内大脳静脈系または基底静脈系に集まり，最終的にはガレン静脈から直洞へ導出される。

a）内大脳静脈系 internal cerebral vein（ICV）
　尾状核体部および側脳室体部からの髄質静脈は視床線条体静脈（分界条静脈とも呼ぶ）となり，側脳室底の視床と尾状核の間にある分界条付近を前方に走行する。前方で尾状核頭静脈と，さらにモンロー孔周辺で前透明中隔静脈，上脈絡叢静脈と合流し内大脳静脈となる（ここを静脈角と呼ぶ）。モンロー孔の背

内大脳静脈系
ICV: 内大脳静脈
ASV: anetrior septal vein（前中隔静脈）
PSV: posterior septal vein（後中隔静脈）
TSV: thalamostriate vein（視床線条静脈）
VA: venous angle（静脈角）
CHV: Caudate head vein（尾状核頭静脈）
SCV: superior choroidal vein（上脈絡叢静脈）
STV: supeior thalamic vein（上視床静脈）
DLVV: direct lateral ventricular vein（直横脳室静脈）

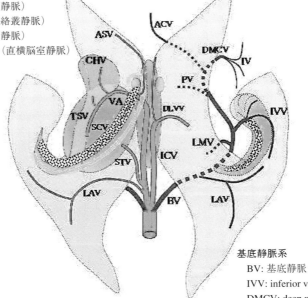

内大脳静脈系
ICV: 内大脳静脈
ASV: anetrior septal vein（前透明中隔静脈）
PSV: posterior septal vein（後透明中隔静脈）
TSV: thalamostriate vein（視床線条体静脈）
VA: venous angle（静脈角）
CHV: Caudate head vein（尾状核頭静脈）
SCV: superior choroidal vein（上脈絡叢静脈）
STV: superior thalamic vein（上視床静脈）

上から見た図

基底静脈系
BV: 基底静脈
IVV: inferior ventricular vein（下脳室静脈）
DMCV: deep middle cerebral vein（深中大脳静脈）
PV: peduncular vein（大脳脚静脈）
LMV: lateral mesencephalic vein（外側中脳静脈）
LAV: lateral atrial vein（外側側脳室静脈）
ACV: anterior cerebral vein（前大脳静脈）
IV: insular vein（島静脈）

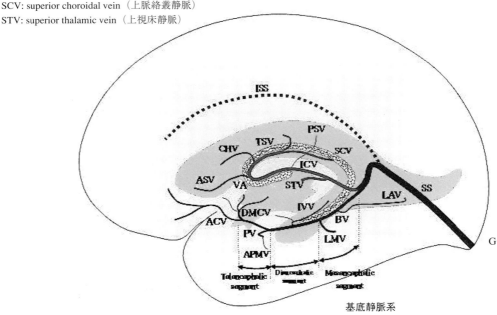

基底静脈系
BV: 基底静脈
IVV: inferior ventricular vein（下脳室静脈）
DMCV: deep middle cerebral vein（深中大脳静脈）
PV: peduncular vein（大脳脚静脈）
LMV: lateral mesencephalic vein（外側中脳静脈）
LAV: lateral atrial vein（外側側脳室静脈）
ACV: anterior cerebral vein（前大脳静脈）
APMV: anterior pontomesencephalic vein（前橋中脳静脈）

図 3 — 7

側および脳弓直下で側脳室を貫き，第3脳室上壁の中間帆槽内を後方へ走行し四丘体槽に至る。視床線条体静脈が低形成の場合には，直横静脈が視床上部を内側に通過して内大脳静脈中点に直接合流することがある。左右の内大脳静脈は最初近接して走行し，視床髄条付近で上方凸に走行し，脳梁膨大部の下でガレン大静脈につながる。前視床静脈はモンロー孔付近で内大脳静脈に合流する。視床静脈として最も太い上視床静脈は視床上内側より発生し，内大脳静脈と並走したのちに後方で合流する。

b）基底静脈系：basal vein of Rosenthal（BV）

鉤ヘルニアの際にテント切痕付近での基底静脈圧迫による静脈還流障害も重要である。基底静脈は大脳脚静脈，外側中脳静脈の合流点により3つに区分される。

①第1区分（終脳区分 telencephalic segment）：島限付近で数本の島静脈が集合して深中大脳静脈が始まり，さらに前有孔質付近で線条体腹側からの下視床線条体静脈と前頭葉眼窩面からの前大脳静脈が合流して基底静脈が始まる。さらに内側へ走行し大脳脚の前面で大脳脚静脈が合流する。

②第2区分（間脳区分 diencephalic segment）：大脳脚静脈は後有孔質を経由した大脳脚および下視床静脈からの血液を受けて，脚間窩より始まる。左右の大脳脚静脈は後交通静脈で交通しており，そこで前橋中脳静脈とも連絡している。基底静脈は大脳脚静脈が合流したのちに鉤回の上方を大脳脚の上縁に沿って後上方へ走行し，外側中脳静脈が合流する。走行中に鉤静脈，海馬静脈，下脳室静脈，側頭下静脈などが合流する。

③第3区分（中脳区分 mesencephalic segment）：外側中脳静脈および後中脳静脈が基底静脈に合流する。後視床静脈は後中脳静脈に合流する。さらに後方では四丘体からの被蓋静脈が合流する。

一口メモ：ガレン大静脈（大大脳静脈）

脳梁膨大部の下方で両側の内大脳静脈が合流してはじまり，基底静脈およびテント下からの上虫部静脈や前中心小脳静脈などが合流して直静脈洞につながる。

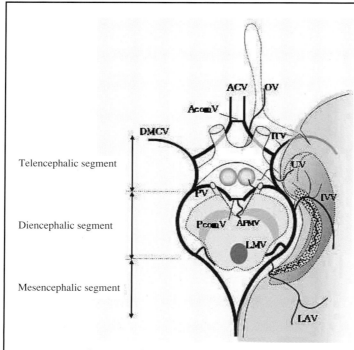

図3—8 ［一口メモ］トロラールの静脈輪　ウィリス動脈輪が頭蓋底の前後左右の動脈を結ぶように，左右の基底静脈系により静脈側副路が形成される。前交通静脈は前視交叉槽に，後交通静脈は脚間槽に存在する。前者は終板に接し，後者は乳頭体のすぐ後方を通過する。この静脈輪は第3脳室底部のレベルに形成される。ウィリス動脈輪とトロラール静脈輪の関係は，動脈輪のほうが静脈輪よりもより脳底部にある。つまり静脈輪の方がより脳実質に近い。後交通静脈～大脳脚静脈～基底静脈第2・3区分でハート形を形成する（中脳ハート）。

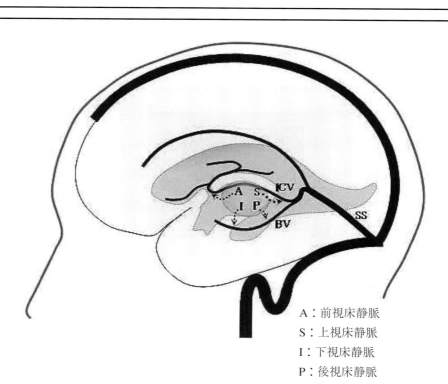

A：前視床静脈
S：上視床静脈
I：下視床静脈
P：後視床静脈

図3—9 ［一口メモ］視床静脈の導出路　前視床静脈はモンロー孔付近で内大脳静脈に合流する。視床静脈として最も太い上視床静脈は視床上内側より発生し，内大脳静脈と並走したのちに後方で合流する。下視床静脈は下方へ走行して脚間窩に出現し，大脳脚静脈を介して基底静脈に合流する。後視床静脈は視床枕を貫き，後中脳静脈を介して外側膝状体付近で基底静脈に合流する。

《症例》（図3—10）

脳室内腫瘍の手術では腫瘍に圧迫されているだけの視床線条体静脈は絶対に損傷してはならないことを肝に銘じるべきである。図3—10に提示するのは頭痛嘔吐で発症した21歳の症例である。画像検査にて左側脳室より発生し右側脳室を圧排している，神経細胞腫と思われる脳室内腫瘍と診断した。術者は右前頭経皮質法により腫瘍を全摘出したが，術後やや覚醒が遅延した。一応覚醒したが，その後意識レベルが低下し，痙攣を起こし右片麻痺を来した。右前頭皮質からアプローチしたために，左側脳室内の視床線条体静脈の走行を把握できずに損傷してしまったのではないかと推測される。すなわち，視床線条体静脈の静脈性出血梗塞が遅延性に起こり，植物状態になったものと思われる。

〔後頭蓋窩の静脈系〕（図3—11）

3方向に導出される。

a）ガレン大静脈導出群（上方ドレナージ）

①小脳中心前静脈：歯状核を含む小脳白質より生じた深部静脈は小脳中脳裂内へ出てきて，上小脳脚を乗り越えて（上小脳脚静脈），正中で合流して1本になる。さらに中脳背面と小脳前面の間の小脳中心前裂内を後上方へ走行し，その周辺より血流を受ける。下丘下縁の高さで，かつ中心小葉の最前上縁の位置で方向を転じて小脳山頂に達する。この彎曲部をcolliculo-central angleと呼ぶ。ガレン大静脈あるは内大脳静脈に注ぐ。上小脳脚静脈は外側で外側中脳静脈や錐体静脈と交通している。

②上虫部静脈：小脳虫部の上方部分とそれに隣接する小脳半球上面からの血流を受ける表在静脈である。小脳中心前静脈よりも前方でガレン大静脈あるは内大脳静脈に注ぐ。

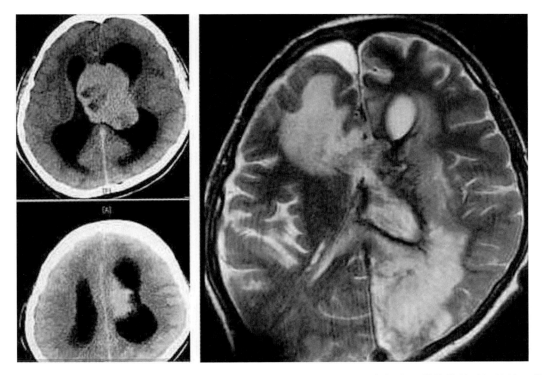

図3—10　左は腫瘍の局在を示す術前の造影CT。右は術後のMRI画像，左視床下線状体静脈涎流域の静脈梗塞と診断された。

To: tonsil
CP: coplar point
CCP: colliculo-central point

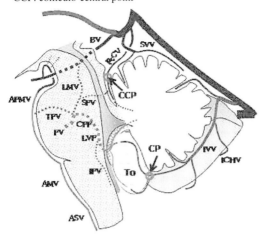 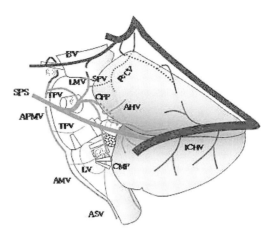

APMV: anterior pontomesencephalic vein（前橋中脳静脈）
TPV: transverse pontine vein（横橋静脈）
LMV: lateral mesencephalic vein（外側中脳静脈）
AMV: anterior medullay vein（前前髄静脈）
ASV: anterior spinal vein（前脊髄静脈）
PV: petrosal vein（錐体静脈）
SPS: superior petrosal sinus（上錐体静脈洞）
LVF: vein of the lateral ventricle of the 4th ventricle（第四脳室外側陥凹静脈）
CPF: vein of cerebellopontine fissure（小脳橋角裂静脈）
CMF: vein of cerebellomedullary fissure（小脳延髄裂静脈）
LV: lateral medullary vein（横延髄静脈）
SPV: vein of superior cerebellar peduncle（上小脳脚静脈)
IPV: vein of inferior cerebellar peduncle（下小脳脚静脈)
BV: basal vein（基底静脈）

PcCV: precentral cerebellar vein（前中心小脳静脈）
IVV: inferior vermian vein（下虫部静脈）
ICHV: inferior cellebellar hemispheric vein（下小脳半球静脈）
SVV: superior vermina vein（上虫部静脈）
AHV: anterior cerebellar hemispheric vein（前小脳半球静脈）

図3―11　後頭蓋窩の静脈系

b）錐体静脈導出群（前方ドレナージ）

①錐体静脈：小脳脳幹部前面における最大の静脈で，小脳半球の前面または外側部にある静脈群より血流を受けている。片葉近傍より三叉神経の背側に沿って前上方に走行し，上または下錐体静脈洞に合流する。

②小脳橋角裂静脈：第4脳室上衣下からの深部静脈は第4脳室外側陥凹の後下方で，小脳扁桃の上極の扁桃上静脈と合流し第四脳室外側陥凹静脈となる。さらに片葉の背側を回り，前小脳半球静脈等と合流して小脳橋角裂静脈となる。延髄外側からの静脈も小脳延髄裂において第Ⅶ・Ⅷ脳神経起始部の間や片葉との間を上行し，小脳橋角裂静脈に合流する。上錐体静脈あるいは上・下錐体静脈洞に注ぐ。

③前橋中脳静脈：視交叉槽にて視床下部，視索，漏斗などからの静脈を集めて始まる。脚間槽にて大脳脚静脈を介して基底静脈と連絡する。脚間窩を下行し，さらに橋腹側正中の前面を網状の静脈群と吻合しながら下行する。横橋静脈を介して錐体静脈と連絡する。主幹枝はさらに下行して延髄前面に到達し，前延髄静脈に移行する。この静脈の走行は脳幹の正中面の位置同定に有用である。前延髄静脈は前脊髄静脈や錐体静脈に注ぐ。

④外側中脳静脈：基底静脈と錐体静脈とを連絡するように中脳橋外側を下行し近傍の静脈血を受ける。途中，上小脳脚静脈により小脳中心前静脈と吻合する。

c）テント導出群（後方ドレナージ）

①下虫部静脈：小脳扁桃後面の上極および後面からの静脈が合流して始まる。下傍虫部溝を上後方に走行して直静脈洞，静脈洞交会あるいは横静脈洞に注ぐ。扁桃静脈が合流する付近の彎曲の最前部はcopular point と呼ばれ，小脳扁桃の後面の位置を示す。走行中に小脳後下面の半球より血流を受けるが，時に左右が吻合し１本の下虫部静脈となることがある。

②下小脳半球静脈：小脳半球下面の血流を受け，上方に走行し，横静脈洞に直接あるいはテント静脈洞を介して流入する。

〔錐体静脈の重要性〕

最近問題になっている錐体静脈の重要性について記載する。

錐体静脈の損傷によって起きうる特に重篤な合併症として，静脈還流の障害に伴う小脳脳幹梗塞が挙げられる。報告されている頻度は少ないが，実際に起きている頻度はもっと多いものと推定される。Jannetta らは，錐体静脈の凝固切断は微小血管減圧術（microvascular decompression; MVD）の際に邪魔な場合には躊躇なく行って問題はないと1999 年に J of Neurosurgery に報告しているが，それに対してFujimaki らは Letter として Jannetta の症例の中に小脳障害が多いのは錐体静脈の凝固切断によるものではないかと疑問点を投げかけた。この質問に対する答えとして Mclaughlin らは，小脳障害の原因は小脳の圧迫によるものであると解答している。しかし，MVD の合併症として小脳失調4.4 ～ 7.1％と報告されているが，通常のMVD 手技で小脳失調を起こすほどの小脳の圧迫を行わなくても十分神経減圧が可能であるので，この小脳失調の原因として錐体静脈の損傷あるいは意図的凝固切断が関与している可能性は高い。以下に挙げる Zhong らの錐体静脈遮断試験で陽性頻度が8.6％と報告されているが，この小脳失調の頻度と近似している点も上記考察を支持している。

近年，錐体静脈の損傷あるいは凝固により小脳梗塞・出血性梗塞の報告が多くなされている。Zhong らは Neurol Res 30: 697 ～ 700, 2008 にこの問題を取り上げている。すなわち，錐体静脈を凝固切断可能かどうか一次的に遮断し，神経機能（脳幹誘発電位および三叉神経誘発電位）をモニターして問題がないかどうか確認した。58 例に一次的遮断を行った結果，５例（8.6％）に脳幹誘発電位と三叉神経誘発電位の50％以上の振幅低下が起きたという。つまりこの8.6％の人は錐体静脈を温存しなければならないといえる。この５例のうち２例は MVD 中に保存可能であったが，３例（5.17％）では静脈損傷が起きた。この３例とも術後同側の強い小脳浮腫が起き，脳幹のシフトが起きた。この３例とも術直後に後頭下減圧の目的で緊急手術が行われたが，術後平衡障害，同側の顔面の知覚障害，軽度な反対側の片麻痺を呈したという。すなわち生命は取りとめたが重篤な後遺症が起きたと報告している。また澤村はホームページで，左小脳橋角部髄膜腫の手術の際に錐体静脈を凝固切断したところ術後に小脳梗塞を起こし，再手術で救命しえた症例を報告している。さらに Singh D らは MVD 後の脳幹梗塞症例を Neurol India54:325-326, 2006 に報告している。松島らは，三叉神経痛の MVD の際に上錐体静脈を犠牲にしたところ小脳の腫脹を来した症例を報告している（Masuoka ら：J Clin Neuroscience 16:pp1-2, 2009）。最近このような報告が相次いでいるが，Zhong らの論文にあるように，錐体静脈（2mm 以上）の閉塞試験で異常が出る症例は8.6％にもみられたという事実を MVD 術者は銘記すべきである。

また峯田，松島らは「微小外科解剖に基づいた三叉神経痛の手術——特に Infratentorial Lateral Supracerebellar Approach と錐体静脈の処理について」という論文を脳外誌　17 巻10 号2008 年10 月号754 ～ 760 ページに掲載している。この論文で著者らは錐体静脈を可能な限り温存すべきであるが，例外的にやむを得ず凝固切断せざるを得ない場合として以下の２点を指摘している。誤って錐体静脈の本幹を損傷する可能性が高く，部分的に分枝を凝固切断する方が得策として考えられる場合（ただし，この場

合には当該分枝の静脈還流領域を把握し，側副血行が期待できることを確認できる場合にかぎられる）。当該静脈が圧迫責任血管となっている場合（この場合には術後管理を慎重に行うことが前提となる）。

また松島らは，"上錐体静脈の切断に当たっては，どの分枝から切断すると安全かつ効果的に小脳半球の牽引が可能であるかを考える必要がある。ただし，小脳橋裂静脈（cerebellopontine fissure vein）が解剖学的観点より最も重要であり，温存すべき静脈である" と結論している。

2016年水谷らは，錐体斜台部髄膜腫（PCM）に対してanterior petrosal approachにて摘出時の錐体静脈の温存について報告した（World Neurosurgery, 2016）。PCMでは正常解剖例に比べ錐体静脈本幹および分枝の検出率が有意に術前に低下していた。PCMでは正常解剖例に比べて有意に錐体静脈から脳底静脈への側副血行路が発達していた。術前に検出された錐体静脈の温存率は64.3%であったが，術中に錐体静脈が切断された症例で静脈性合併症は認めなかったがPCMでは潜在的に後頭蓋窩の静脈灌流が障害されている可能性がある。Anterior petrosal approachでの摘出時に錐体静脈をやむなく切断したとしても合併症を起こす危険は低いが，可能な限り温存すべきである。特に錐体静脈の切断時には脳底静脈への側副血行を温存するように注意すべきであると結論している。即ち腫瘍等で錐体静脈の血行が術前から阻害されているような症例では錐体静脈を犠牲にしても合併症は起りにくいが，錐体静脈から脳底静脈への側副血行がある場合にはその側副血行を阻害しないような注意が必要であるとの結論である。MVD手術のような場合には正常の錐体静脈の血行動態が保たれていると考えると，合併症を起こさないように静脈温存に最大限の努力をすべきである事といえる。

《症例》（図3—12）

錐体静脈温存の必要性を示す症例を提示する。三叉神経痛のMVDの症例である。手術時錐体骨結節がMVDに邪魔になるためダイアモンドドリルでこれを削除している際に脳ベラの下にあった綿片をドリルで巻き込み，錐体静脈を損傷した。その後止血し，MVDを行い，ICUに帰室しいったん半覚醒したが意

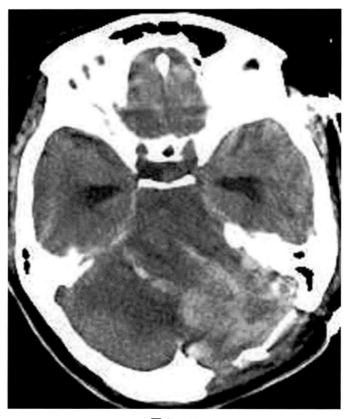

図3—12

識障害を来し，呼吸が停止した。一命は取りとめたが，患者は四肢麻痺となった。三叉神経痛の MVD に限らず最近では錐体静脈の損傷が脳幹・小脳の静脈梗塞を起こしたという報告が少なくない。この症例の場合，錐体骨結節の削除が必要であったか疑問であるが，ドリルを行うとき綿片などはすべて術野から除いて骨削除を行うべきなのは脳神経外科医の常識である。その後，CT で示すような小脳—脳幹出血性梗塞が出現した。

参考文献

Komiyama M, Functional venous anatomy of the brain for Necerosurgeons, Jpn J Neurosuig（Tokyo）26:488-445, 2017.

第4章　アプローチ

1　経シルビウス裂アプローチ　Trans sylvian approach
（図4—1, 4—2, 4—3, 4—4, 4—5）

　前頭葉と側頭葉を分けているシルビウス裂（外側大脳裂）を分けることにより，内頸動脈を中心としたウィリス輪動脈や，視神経，動眼神経付近の病変にアプローチすることができる，最も基本的なアプローチである。シルビウス裂を分けることにより，脳の圧迫は最小限となる，シルビウス裂はその全長に亘って分ける必要はないが，分け方が不十分だと，脳圧迫が過度になり術中術後に脳内血腫など予期せぬ合併症に悩まされる事もあり，まずこの分け方を習得する事が大事である。要はシルビウス裂の奥に隠れている中大脳動脈を十分に露出する事が大事である。裂の静脈群を側頭葉側に残すのか，前頭葉側に残すのかをまず決定しなければならない。術前の血管撮影および術中の所見により，裂を前方に分けて行く際に太い静脈を横切るような裂の分け方は静脈灌流の阻害につながるのでそれを避けるにはシルビウス静脈群を側頭葉側に残す方が一般的ではあるが症例に応じて選択する事が大事である。また裂を覆っているクモ膜の切開をし，だらだらとクモ膜を前方に切離して行っても裂の分離は完成しない。クモ膜を分けた後は，その深部にある中大脳動脈を露出するのが次に行うべき手技である。そして露出した動脈を中枢に向かって露出しつつ，脳表にあるクモ膜を必要に応じて切離してゆけば自然と裂は開大する。半球間裂の剥離で

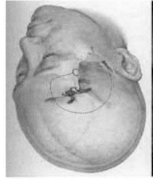
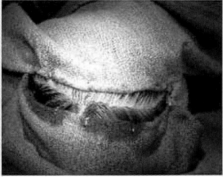
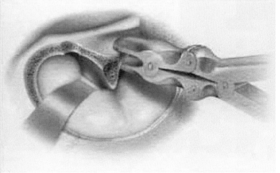
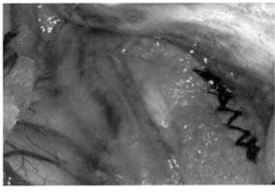
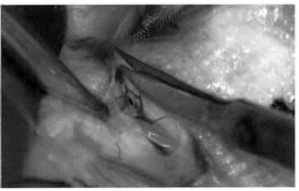

図4—1　（図左と右は脳神経外科 UO TO DATE　堀監修，照林社2013から借用）　左上頭位この患者さんは右中大脳動脈瘤の手術を行った。頭皮には経皮的運動誘発電位刺激用の電極が挿入されている。中は覆布をかけたところ。右上は開頭時蝶形骨縁をリュウルで削除してスペースを得ている。左下は開頭後，硬膜を切開したところ。左下はシルビウス裂と静脈群。右クモ膜切開，右は中大脳動脈を露出し，それを近位部に辿って裂を広く開放しているところ。静脈群は側頭葉へ残しているのでアプローチには邪魔にならない。

も前大脳動脈を露出してそれを中枢にたどるという意味で同様の手技が必要である。

1）体位

体位は仰臥位で頭部は3点固定で固定する。頭部の位置は頚部が圧迫されないように軽く顎を上げ，アプローチと反対側に頭部を傾ける。前大脳動脈瘤にアプローチする場合には45度近くに傾け，中大脳動脈瘤にアプローチする場合は15〜20度程度とするのが原則であるが，手術台でその傾きを必要に応じて調節可能なように患者さんの固定をしておくことも重要である。

2）皮切

無剃毛の場合は前夜十分に（薬用石鹸を用いて）洗髪しておき，頭部の固定が終わったらイソジンで皮膚・毛髪を十分に消毒し，予定の皮切に沿って毛髪を分ける。

3）通常のPterional approachの変法として，より広い視野を得るため，特に病変が高位にありLook upする場合にはOrbitozygomatic approachがある。どのアプローチでもKey burr holeの位置は上段左の図の○位置に置く。

4）さらに側頭極を硬膜外より後方に移動するアプローチとしてExtradual temporopolar approachがある。

5）前床突起の除去 Removal of the anterior clinoid process

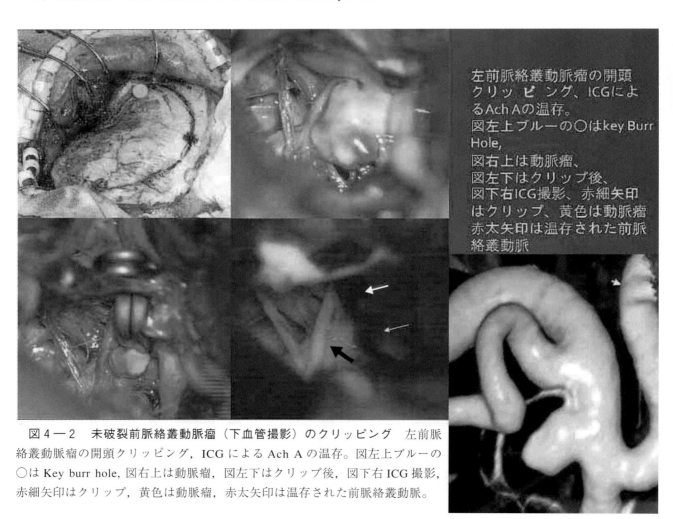

図4—2　未破裂前脈絡叢動脈瘤（下血管撮影）のクリッピング　左前脈絡叢動脈瘤の開頭クリッピング，ICGによるAch Aの温存。図左上ブルーの○はKey burr hole，図右上は動脈瘤，図左下はクリップ後，図下右ICG撮影，赤細矢印はクリップ，黄色は動脈瘤，赤太矢印は温存された前脈絡叢動脈。

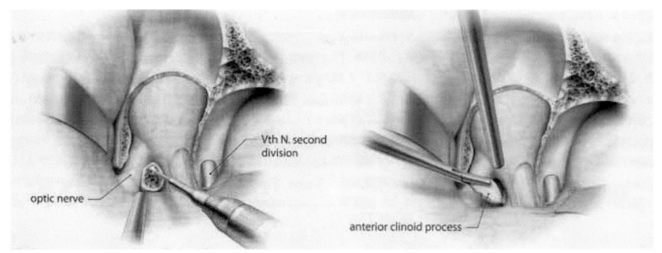

図4—3 OrbitozygomaticでもExtradual temporopolarでも前床突起の除去が必要である．硬膜内から除去するのが一般的であるが，きちっと前床突起を除去するには硬膜外から髄膜眼窩帯（Meningo orbital band）を切離して前床突起を除去する方法が推奨される．まず，硬膜外に眼窩後壁を削除して蝶形骨縁を除去する（左）と前床突起（右）が削除しやすくなる．さらに突起を削除しようとすると髄膜眼窩帯（Meningo orbital band）が邪魔になる．術前の血管撮影でこのバンド内に重要な血管が無いかどうか，確認した後にこれを焼灼切離すると前床突起外側が露出され，ドリルなどで骨を菲薄化し（左図），一塊として摘出する（右図）．

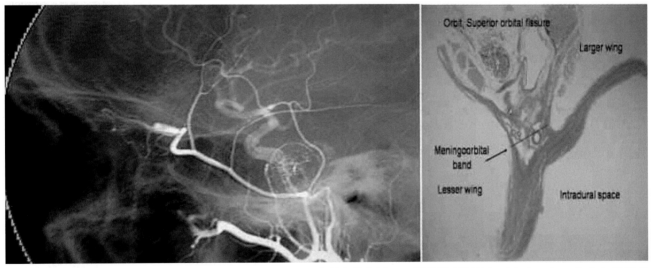

図4—4 この血管撮影の症例では中硬膜動脈から髄膜眼窩帯を通って眼動脈が起始しており，このような症例でMeningo orbital bandを切離すると失明の危険がある．帯を切離しなくても前床突起は摘除できる．図右は髄膜眼窩帯の組織，中硬膜動脈がこのバンド内にあるが，通常はこれを凝固して切断しても問題はないが，左のような症例では危険である．

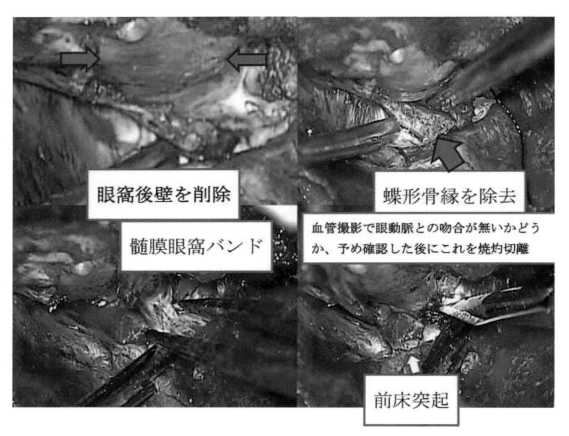

図4—5 側頭葉固有硬膜を海綿静脈洞硬膜からはがして側頭葉極を後方に移動する。三叉神経第二枝の入っている正円孔の部分で Peel off を始めるのも良いが髄膜眼窩バンドを切離すれば，その部分から硬膜を剥離すると容易である。この操作で前床突起は完全に浮いた状態となり，ドリルを使用しなくても簡単に除去できる。もちろん海綿静脈洞の硬膜は破らないでも安全に前床突起が除去できる。右は視神経が吸引管の左に硬膜を被った状態で見え，吸引管は海綿静脈洞の硬膜を示している。硬膜は視神経方向に切開して視神経に可動性を持たせる。硬膜内で内頸動脈の Distal ring を切離してさらに内頸動脈にも可動性を持たせる。

(文献) 選択的前床突起除去手技　No Shinkei Geka 35:233～242，2007，糟谷英俊，堀智勝他。

2　側頭下アプローチ　Subtemporal approach（図4—6）

側頭下アプローチは脳底動脈瘤や脳幹部海綿状血管腫の手術に非常に有用な方法である。このアプローチは Drake が脳底動脈瘤の手術に用いて非常に優れた成績を上げてきた。側頭下アプローチの欠点として，術後の側頭葉の浮腫や脳圧迫による血腫他による合併症が多いという事が懸念されている。しかし，筆者はこの側頭下アプローチを動脈瘤や海綿状血管腫，側頭葉てんかんに対する選択的扁桃体海馬切除術などに頻用してきたが，一度も術後の浮腫や血腫による合併症に苦しんだ事は無い。我々は側頭葉の圧排を軽減するために術野を後外側から look-up する工夫を行う事によって脳の圧迫圧を軽減する事が可能であったことが1つの原因であると考えている。我々のアプローチについて紹介する。

1）後外側側頭下アプローチの皮切開頭，脳圧排圧の測定。

基本的には
①下方から look-up で接近する方が脳圧迫圧は明らかに 20mmHg 程度少なくて済む（図4—6左下グラフ）。

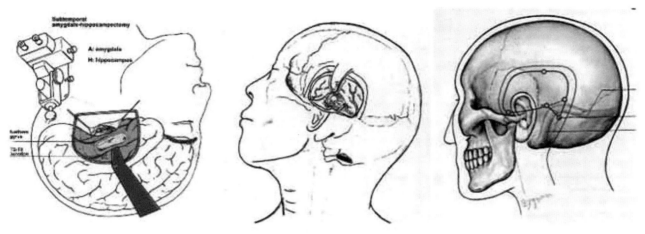

『脳神経外科手術のための解剖学』（20頁）　から借用（左）。中，右は竹信デッサン。

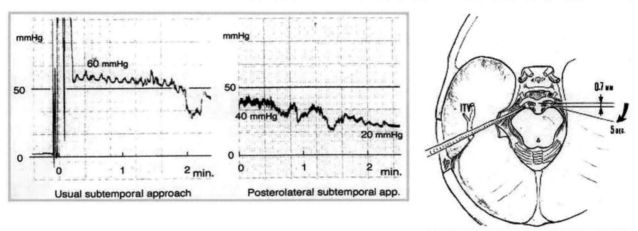

図4—6　図左上は側頭下選択的扁桃体海馬切除術の概念図であり，後下方から look-up して手術を行う。図右は asterion とテント上をまたいでより下方からアプローチする場合，側頭骨の外側をドリリングして病変に接近するので，より側頭葉への負荷は減少する。皮切。開頭（側頭葉てんかんに対する選択的扁桃体海馬切除術などに使用する）。この皮切開頭は大げさすぎるのであまり使用しないが，論文を英文紙に投稿したところ，側頭下アプローチでは術後の浮腫や血腫による合併症が問題になっているのでそれを避ける工夫を示せとのレフリーの意見があって，このような開頭を1例に行い，やっと論文が受理されたいきさつがある）。図中は脳底動脈瘤に通常用いている皮切開頭アプローチの概念図。図右下は，アプローチの方向で中脳脳脚の傾きに沿って接近すると後方の穿通枝なども良く認められ，脳底動脈に一時クリップもかけ易く，動眼神経以外は視野を遮るものは無い事を示している。もちろん，通常の術者が患者の頭部の上に立ち，脳を下方から上方へ圧迫する方法も行っている。

②そもそも側頭葉は前方に行けば行くほど深く中頭蓋窩にはまり込んでいるので，側頭葉を挙上してテント下の構造を観察するあるいは把握するのには，側頭葉後方から前方（脳底動脈瘤などでは動脈瘤方向）に向かって挙上する方が脳の圧迫圧が少なくて済む（図4—6左下）。

③ Yasargil らは transsylvian approach で脳底動脈瘤に接近するが，その場合には視神経，内頚動脈などの重要構造を越えて脳底動脈に接近することになるが，側頭下アプローチでは動眼神経以外にアプローチに際して障壁になるものは無い。

④脳底動脈の近位部を確保する場合も側頭下アプローチの方がずっと容易である。

⑤動脈瘤の近傍から起始し後方に走行している視床穿通枝を把握する際にも側頭下アプローチの方がずっと合理的である。

⑥窓開きクリップを用いる事で十分後大脳動脈などがネックの完全な閉塞に邪魔になっても対処できる。

⑦Labbe静脈やテント静脈洞などの障害もそれぞれ静脈温存テクニックやテントを切離するなどの技法を使用する事で対処可能である。

などの多くの利点がある。最近は血管内治療の発展によって脳底動脈瘤の経験をするチャンスが激減していると推定されるが，側頭下アプローチを用いれば内頸動脈—後交通動脈瘤のように脳底動脈をクリップする事が可能である。

次に側頭下アプローチの実際を症例を示しながら概説する。

《症例1》脳底動脈瘤　posterolateral subtemporal approach（図4—7, 4—8）

46歳の女性，倒れているところを発見，脳底動脈瘤破裂急性期に extradural temporopolar approach にて

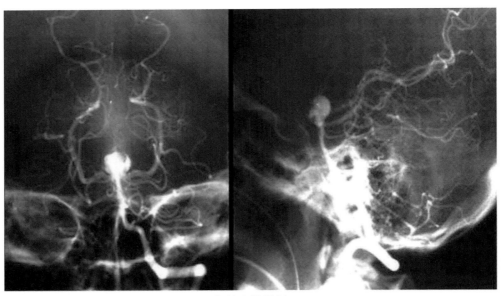

術前血管撮影

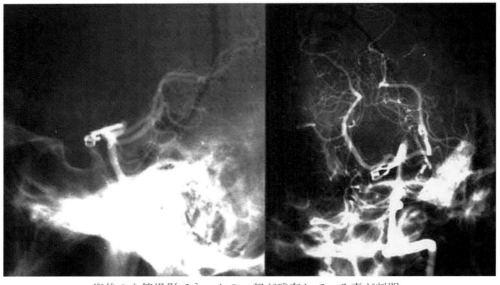

術後の血管撮影でネックの一部が残存している事が判明。

図4—7

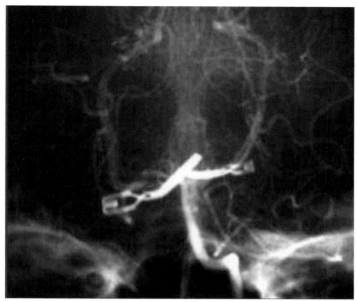

図4-8　術後血管撮影　この症例では慢性期に posterolateral subtemporal アプローチにてクリップし，完全クリップが行ない得た。側頭葉を挙上し迂回漕から髄液を吸引し，脳をスラックにした状態で，テントを切開し，滑車神経を同定，その奥に動脈瘤の遺残ネックを認め，脳底動脈に一時クリップをかけ，前回のクリップギリギリにクリップをかけた。上は術後の血管撮影で完全にネックが消失している。

クリップ。急性期血管撮影では一部瘤内血栓化した脳底動脈瘤が認められる。右 transsylvian approach にて前床突起をはずし，側頭葉海綿静脈洞硬膜と側頭葉固有硬膜をピールオフ，上眼窩裂を露出，三叉神経Ⅱ枝〜正円孔を露出，髄膜眼窩帯を露出。帯を凝固切断し，前床突起を除去。海綿静脈洞硬膜と側頭葉固有硬膜をピールオフして，側頭葉前面にスペースを作り（extradural temporopolar approach），硬膜を切開，内頚，後交通，後大脳動脈（p1，2）を同定，動脈瘤をクリップした。術後は動眼神経麻痺も出ず，元気に元の商売を行う事ができたが，血管撮影で動脈瘤が残っており図4-8のように Subtemporal approach で無事完全クリップが行い得た。

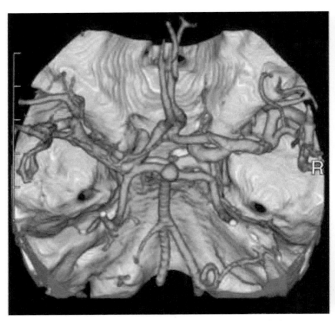
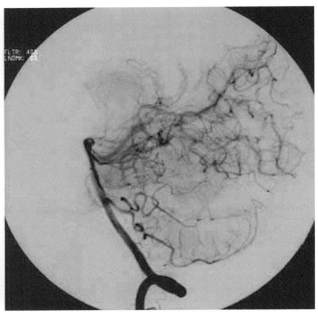

図4—9 3DCTAで脳底動脈瘤がやや後方向きに認められた。症例1と同じく側頭下アプローチを選択し、左から接近した。側頭葉を形の如く挙上し、迂回漕の髄液を吸引除去すると容易に側頭葉を挙上、後大脳動脈起始部が確認された。動眼神経が邪魔になるので動眼神経管を開放し、動眼神経に可動性を持たせた。次いで脳底動脈近位部に一時的クリップを置き、後方に向かう穿通枝を避けながらクリップをかけた。おそらくpterional approachではこの穿通枝を避けてクリップをかける事は至難の業ではなかったかと推察される。

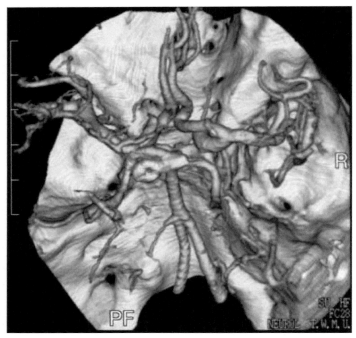

図4—10

《症例2》68歳女性，未破裂脳底動脈瘤，某大学医師の母。某大学では手術はリスクが高いと言われ，女子医大にての手術を希望（図4—9，4—10）。

術後の 3DCTA（図 4 —10）ではクリップは必要十分にかかっており，動眼神経麻痺は術後起きなかった。元気に退院し，その後再発は無い。

以上の様に側頭下アプローチは非常に有用な方法であり，専門医たるものこの手術法に習熟する必要がある。

3　前半球間裂アプローチ（図 4 —11）
Anterior interhemispheric / Trans lamina-terminalis approach（AIH）

このアプローチは間脳下垂体病変など脳正中線付近に発生する腫瘍や，血管性病変に対してもっぱら筆者が用いて来たアプローチである。正中にできた病変は（動脈瘤，髄膜腫，下垂体腺腫など）正中から接近するのが最も理にかなった手術法であると筆者は考えている。筆者が脳外科医になった当時，上矢状静脈洞の前 1/3 は切断しても何の合併症もおきないと教えられてきた。しかし，その後の文献検索ではそのようなエビデンスは殆ど無いと言って良いし，症例によっては上矢状静脈洞の切断によってとんでもない合併症が起きたという報告もある事が判った。従ってエビデンスが無い以上，正中にある病変に接近する際に上矢状静脈洞を切断する事は厳に慎むべきであると筆者は考え，この前半球間裂アプローチでは静脈洞も橋静脈も温存するように心がけている。そのような注意をしていても，開頭・アプローチは殆ど若い先生に行ってもらっているので，術後に出血性静脈梗塞を合併して緊急手術になったり，後遺症に悩まされたりする事もある。従ってこのアプローチは有用であるが静脈の 1 本たりとも温存する事，また前頭洞は開頭の際に開けないという方針を貫いてきた。術後の単純頭蓋 XP 前頭洞を開けずに開頭がなされている。

Hori, T at al., Anterior interhemispheric approach for 100 tumors in and around the anterior third ventricle. Neurosurgery 66 ［ONS Supped］ons65-ons74, 2010.

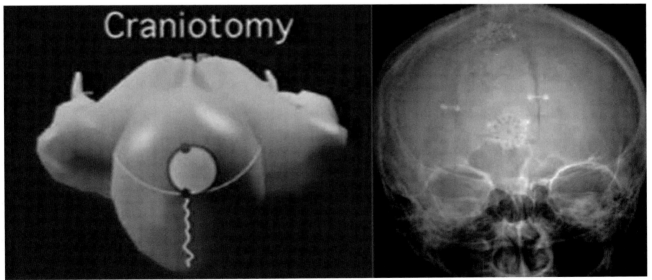

図 4 —11　竹信デッサン（左）　前頭洞をわざと開けて下方頭蓋底部より正中病変に接近するアプローチを推奨する先生もいるが，前頭洞は頭蓋外の感染巣に満ちた部位であるので，頭蓋内腔と意図的に交通をつけるようなアプローチは避けた方が良いと言うのが基本的な筆者の考えである。橋静脈を温存して深部の大きな病変を手術するのは非常に困難であると思われるが，橋静脈間のスペースが 15mm あれば，前半球間裂アプローチで大きな頭蓋咽頭腫などの摘出も十分可能であると筆者の経験から言える。どのアプローチでも 360 度の術野を得る事は不可能であるが，内視鏡を併用する事によりある程度の広い視野を得て手術が可能である。どのアプローチでも逆に 360 度の広い視野を得ることは出来ないと言える。アプローチの実際を頭蓋咽頭腫に対する前半球間裂経終板アプローチによる摘出術で説明する。

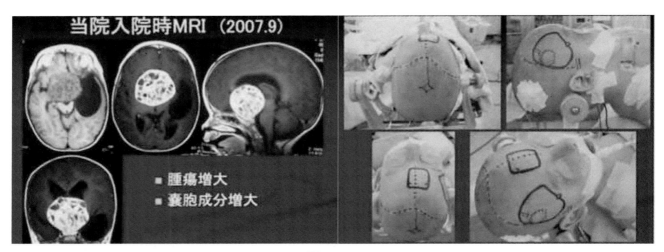

図4−12

《症例》(図4−12)

3歳の男児，頭蓋咽頭腫として，某大学でpterional approachにて手術を受けたが部分切除にとどまり，その際にOmmaya reservoirを腫瘍内腔に挿入しBleomycin治療を受けたが全く効果無く，もう何もする事は無くなったと言われ，母親が何とかならないかと女子医大に訪れた。MRIでは図に示す様に短期間に腫瘍の増大が見られ，我々の分類でもグレードVと判定された唯一の症例であった。

1) 体位

体位は正中仰臥位である，特に頸部が屈曲して静脈圧が上昇する事の無い様に軽く顎を挙上したchinup kissing positionとする。

2) 皮切

前後方向に約5cmの範囲で正中線が露出する様な皮切で右から接近する事が多いので右に大きなinverted U-shaped skin incision1を行い，正中にバーホール2個，右に1個を穿ち，開頭を行う。正中線をベースに皮切と同様なinverted U dural incision1を行う。

3) 接近法

正中線を見極めて，右前頭葉を軽く圧排して，まず大脳鎌を見つけ，ゆっくりと脳梁を目指して右前頭葉と大脳鎌の間を深部に向かって剥離してゆく，この段階で腰椎からspinal drainageを用いて脳をslackにする施設もあるが，筆者はドレナージを用いた事は無い。ゆっくりと髄液を吸引しながら，進めば必ず過度の脳の圧排をせずに，脳梁まで到達する (図4−13)。

その後は脳梁からrostralに進み，大脳鎌を越えれば左右大脳半球間裂はくも膜で癒着しているだけであり，なれないと剥離が難しい。しかし，脳梁の部分で把握した左右前大脳動脈を把握しながら左右のくも膜下腔に入り込まないように動脈を利用しながら左右の剥離を進めると比較的容易に左右の剥離が可能となる。

大脳鎌が無い部分では左右前頭葉のくも膜で半球間裂を分けてゆくが，その場合にはA2, A3をたどりながら，くも膜を分離してゆくのが比較的簡単である (動脈の走行しているスペースを利用しながらくも膜を分離してゆく)。

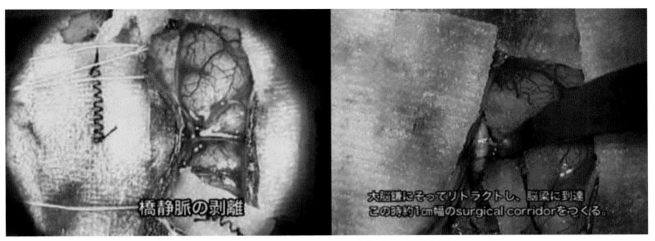

図4—13 両側の pericallosal artery を分けて脳梁を示している

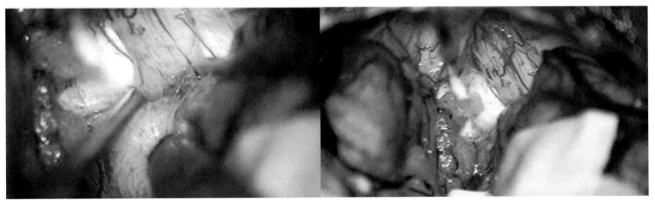

図4—14

　半球間裂アプローチで問題になるのは嗅覚障害である，これを避けるためには，ある程度 A2, A3 を利用しながら半球間の剥離をすすめた後，今度は前頭蓋底に向かって左右前頭葉間を剥離し，嗅神経を同定し，嗅神経と前頭葉底との剥離をきちっと行い（図左）前頭葉を横に圧排する際に嗅神経障害が起きない様に嗅球と嗅窩をサージセルとグルーなどを用いて固定してしまう必要がある。この操作は右だけでなく左にも行っておいた方が無難である（図4—14）。

　まず，右の嗅神経を前頭葉底面から剥離する（左上），次いで左嗅神経も同様に剥離する。
　次いで，右嗅神経の上にサージセルを乗せ，グルーで糊着する。　左も念のために同じ操作を加える。
　その操作後に頭蓋底を後方に進み，鞍結節の部分で視交叉槽のくも膜を破り，さらに視交叉〜前交通動脈方向に左右脳の剥離を進める。
　これが済んだら右前頭葉の正中面をまっすぐに鞍結節方向に進め，オリエンテーションをつけるとともに視交叉漕の髄液を排除し脳をスラックにする。脳の圧排は後方に引くのではなく外側前方に引く事が必要である，また脳篦を利用するが脳を圧迫するのではなく脳を支えるあるいは保持する感覚で脳ベラを使用する心がけが必要である。橋静脈間のスペースが非常に狭い場合にはこのアプローチは困難であるが，必ず腫瘍の直上からでなくてもやや後方あるいは前方から接近すると比較的広いスペースが利用できるはずで，ある程度腫瘍除去が進むともはや，その広いスペースで殆どの操作が可能となる。何故なら脳は髄液を排除するに従って前頭葉が沈下（2〜3cm）して，MRI で認められる腫瘍と前頭葉との関係では無

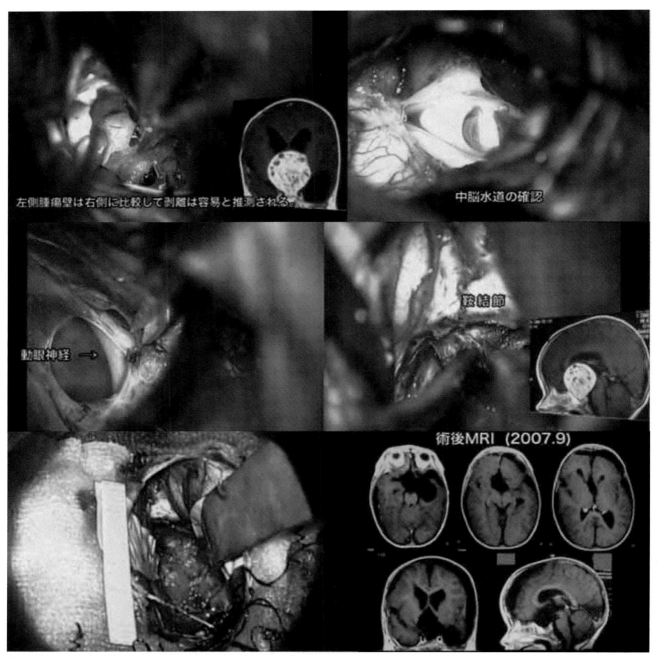

図4―15

くなるからである。このような操作に必須なのは長いバイポーラー摂子と鋏である。

術後左視神経は解剖的には残したが，有用視力は得られず，全盲となった。術後のホルモン障害による管理は困難を極めたが，現在身長の伸びもあり，養護学校に通い，元気にしていたが，腫瘍の再発があり，γナイフで対処した（図4―15）。

この症例では視交叉部の残存腫瘍が術後の追跡で僅かに増大傾向を示したために，ガンマナイフをスポットで残存腫瘍に照射し，術後5年経過しているが腫瘍の増大は無い。

鞍結節から前交連まで十分に終板を露出することが，安全に経終板アプローチを成功させる鍵である。

前交通動脈を切断する術者も居るが，筆者は切断した事は無い。出血した事はあるが，サージセル・グルーでおさめる事ができる。前交通動脈を切断しても腫瘍を摘出するのに非常に有利になる事は無い（図4―16，4―17）。

第4章　アプローチ　75

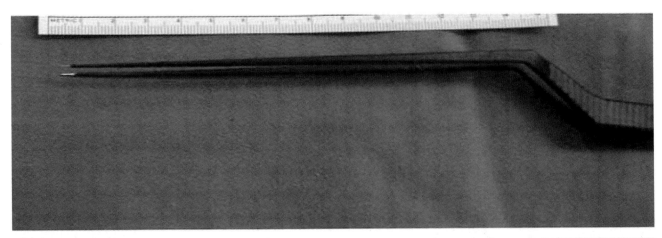

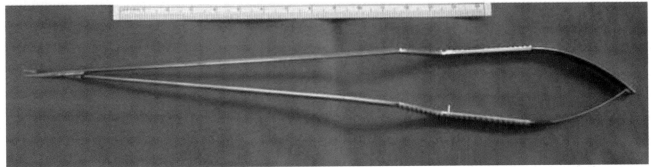

図4—16　約14cmのworking lengthのある先細双極電気凝固摂子およびマイクロ鋏。

図4—17　図左に示すように症例の中には囊胞性成分が橋前面から椎骨動脈〜脳底動脈接合部まで達している場合もある。囊胞を残せば囊胞内にはC，Dの様に腫瘍細胞が充満しているので，再発は必至である。このような道具を使用する際に誤ってバイポーラー摂子やマイクロ鋏で橋静脈を傷つけない事と，橋静脈も静脈洞に進入するポイントでサージセル，グルーなどでしっかりと温存するテクニックが必要である。

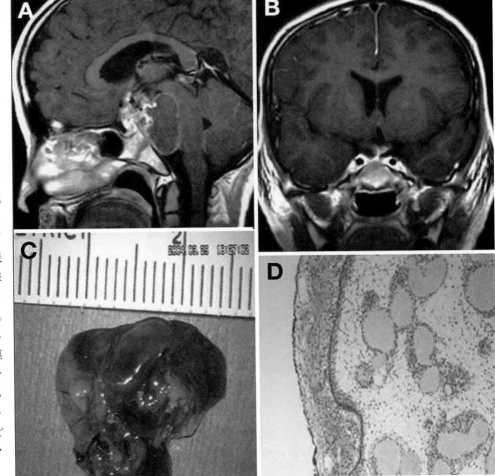

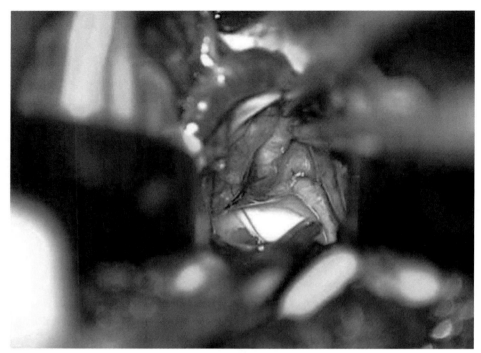

図4-18

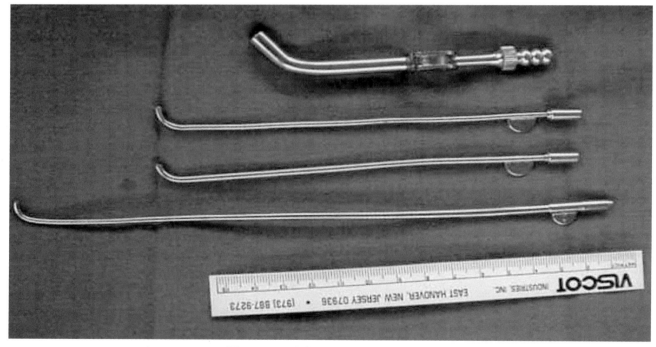

図4-19　先曲がり，脱着式吸引管。

　むしろ術後の血行動態の変化を生じて動脈瘤の発生であるとか，高齢者では逆に脳虚血を起こしかねないので不要な操作は慎むべきである。
　前交通動脈とその後方の終板および，前交通動脈から後方に向かう穿通枝を確認温存し。これら穿通枝を周囲によけて，スペースを作り終板を切開し，第三脳室に到達する。
　このようにして腫瘍に到達すれば，後は腫瘍の発生母地以外では図4-18の様に腫瘍と周囲の視床下部組織は容易に剥離可能であるので，発生母地で如何に腫瘍と周囲組織のインターフェースを確認し，可

及的全摘出を達成するかが手術を成功に導く方策である。このアプローチの盲点は視交叉部腹側に付着している腫瘍であり、これは70度アングルの内視鏡などを用いて曲りマイクロ鉗子あるいは曲り吸引管（図4—19）などを駆使して全摘出を目指すが、視野障害などを避けなければならないので、僅かに遺残した腫瘍は術後の追跡MRIでやや増大傾向を示した場合にはガンマナイフの良い適応となる。最近の知見では少量分割照射が可能なサイバーナイフ治療が頭蓋咽頭腫のような浸潤性腫瘍には適しているようである。

　視交叉部の腹側を70度アングル内視鏡で観察すると、石灰化を伴った腫瘍の遺残があり、これを内視鏡観察下に曲りマイクロ鉗子や、キュレット、先曲りバイポーラー鉗子などを用いて可及的に摘出する。以上、要約すると、AIHでは

　①静脈洞は切断しない。
　②橋静脈を温存する。
　③前頭洞は開放しない。
　④嗅神経は温存する。
　⑤前交通動脈は切断しない。
　⑥長く、先細の機器を用いる。
　⑦内視鏡を用いて死角を可及的に無くす。
　⑧全摘、あるいは亜全摘を目指す。
　⑨亜全摘に終わった場合には追跡MRIで増大傾向にあれば、直ちにサイバーナイフ（少量分割照射）が再発が少ないようである。

　次に腫瘍が第三脳室内に深く進展しているような巨大／浸潤性腫瘍に関しては脳梁の前端部をスプリットして腫瘍の全体を把握可能な手技が有用であり、白水、堀らが報告した。

　Anterior callosal section is useful for the removal of large tumors invading the dorsal part of the anterior third ventricle: operative technique and results.（Shiramizu H, Hori T et al., Neurosurgical Review（2013）

　図4—20は白水、堀らで報告したアプローチの図である。

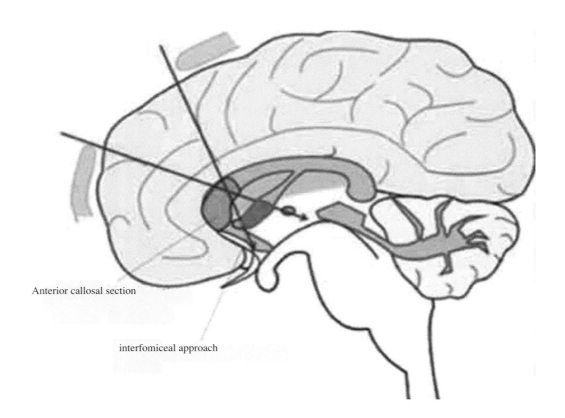

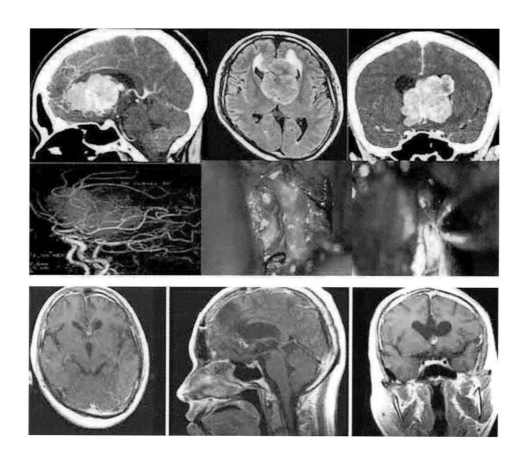

図4-20 記憶障害で発症した40代の男性では、巨大な血管豊富な髄膜腫が第三脳室内に深く浸潤性に進展しているので、前脳梁離断を加えた手術を行い、腫瘍を亜全摘した（腫瘍がA3と強く癒着している小部分を残した）。残存腫瘍はその後1年に1回程度MRIで5年以上追跡しているが増大傾向は無い。

4 後頭下後乳様突起経内耳道アプローチ（図4—21）
Suboccipital retromastoid trans-meatal approach

　本アプローチは聴神経腫瘍に使用する他に小脳橋角部に発生する病変に対して最も普遍的に使用される手術法である。髄膜腫，類上皮腫などの他に筆者は錐体斜台髄膜腫，あるいは純粋な斜台髄膜腫にも本アプローチをもっぱら使用している。ここでは最も使用頻度が多い，聴神経腫瘍に対する本アプローチについて説明する。

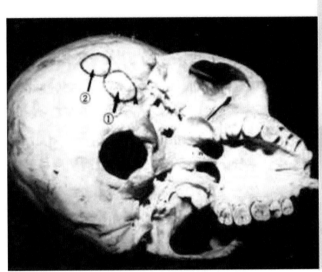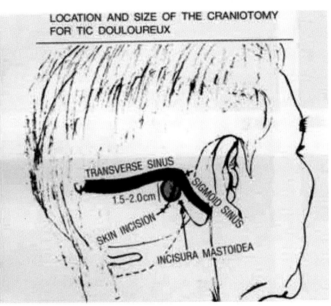

　図4—21　①は顔面けいれんに対するMVDの開頭，②は三叉神経痛に対する開頭の範囲を頭蓋骨に示したものである。乳様突起切痕を①②が挟むように開頭を行うのが標準である。そして聴神経腫瘍の時には乳様突起切痕を真ん中に置くような開頭を行い大きさは腫瘍の大きさに応じて可変する。筆者は側臥位（park bench position）で頭蓋底のドリリングは殆ど行わず，lateral suboccipital retromastoid craniotomyで髄膜腫，聴神経腫瘍，epidermoid, 舌咽神経鞘腫，橋・延髄グリオーマなど全ての後頭蓋窩病変に対処しているが殆ど不便を感じていない。聴力が保たれている若い女性の患者では，Ⅶは是が非でも麻痺しないように，できれば聴力も温存したいという目的で手術に入る。incisura mastoidea (digastric point) を皮切の中点に置き，後は腫瘍の大きさによって皮切も開頭の範囲も調節する。半円弧状切開より線状切開の方が仕上がりは奇麗なようである。

　Digastrics point, (incisura mastoidea) を開頭の中央に置けば内耳道が術野の中央にくるようになる。変異の大きいasterionを開頭の指標にすると，開頭範囲がテント上に及ぶ場合もあり危険である。

　上項線の上下で骨膜を上下にわけ，筋肉組織を骨膜をつけたままで層状に分けながら骨より剥離し，さらに後頭動脈を同定し，それを結紮切断する。

　上項線を中間としてその上下にバーホールを2個穿ちドリルを用いながら開頭する。Incisura mastoidea (digastric point) を外側縁とした開頭を行うと，S状静脈洞を不注意に開頭時に損傷する事は無い（asterionを開頭時の指標とする術者も居るようであるが，asterionは非常に変異に富んでおり，場合によっては横静脈洞の上に開頭する可能性もある）メルクマールとして最も安定しているのはこの乳様突起切痕である。

　切痕の上に開頭（②）すれば三叉神経痛のMVDに，切痕の下に開頭（①）すれば顔面痙攣のMVD用開頭となる。上下に開ければほぼ中央に内耳道が見えてくるはずである。開頭の際にモノポーラー電気凝固を用いて頭蓋頸椎移行部の剥離を行うことは厳に避けるべきである。何回も経験の浅い若い先生がこの操作で椎骨動脈を損傷し，結果的に椎骨動脈を犠牲にした事例を経験している。筆者自身はレジデントの時代から危険な部位ではバイポーラーを用いているので椎骨動脈の損傷は一度も経験していない。

　腫瘍を摘出後は骨弁を戻し，チタンプレートで閉頭する。筋肉を層ごとに結紮し，皮切を閉じれば手術の終了である。

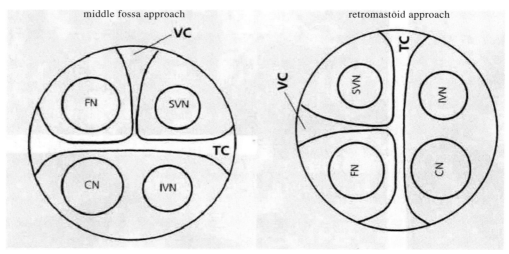

図4-22

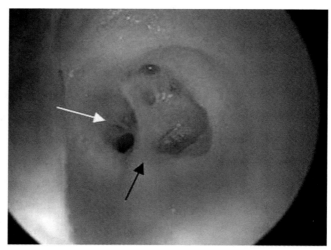

図4-23 白矢印 vertical crest (Bill's bar), 黒矢印 transverse crest. 上図は cadaver を用いて右内耳道底部を70度アングルの内視鏡で観察しているが, 右のスキーマのようになっているので内耳道底部を観察すれば, 腫瘍が SVN から発生したのか, IVN から発生したのかも判断が可能である.

1) 体位

コンコルドポジションや, 側仰臥位などの使用も報告されているが, 我々は患側を上にした側臥位でもっぱら手術を行っている. 静脈栓塞の恐れがあるので外国でよく使用している座位は日本では殆ど麻酔科のレベルで断られるので使用しない.

健側の肩および上肢を手術台より上方に外して自然に側臥位で眠っている姿勢で手術を行う. 両側外耳道内には ABR 刺激装置・記録電極, 患側顔面にはⅦの筋電図用電極などを装着し, モニタリングに備えた後に側臥位をとる. 患者に楽な姿勢は術者にも楽な体位となる, 特に静脈圧の上昇を来さない工夫が必要である. またベッドは縦横に自由に回転できるように, 体がずり落ちたりしない様にエアマットなどを使用してしっかり固定する.

2) 皮切

これも種々の皮切が工夫されているが筆者はヘアラインに沿ったS字型／半円弧状の皮切のいずれかを

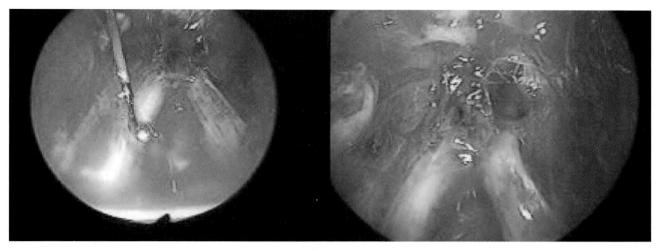

図4—24

使用している。半円弧皮切は硬膜縫合の際に髄液防止の為に採取する骨膜採取に便利である。常に同じ皮切を用いる事により術後の髄液の漏れなどを如何に防止するかのknow-howも自然に身に付いてくる。

右内耳道内の底部は中頭蓋窩アプローチでは図4—22左の様になっているが、側臥位での後頭下アプローチでは図4—22右の様に90度回転した形になる。実はこれが後頭下アプローチの利点となる。

即ち内耳道内では内耳道底部の下方に顔面神経（FN）と蝸牛神経（CN）が並んでいる、従って内耳道底部の腫瘍を摘出するには腫瘍はSVNかIVN: superior vestibular nerve or inferior vestibular nerveから発生しているので、内耳道内の腫瘍を摘出するにはリングキュレットでもマイクロ鉗子でも上方に向けてcuretteすれば顔面神経も蝸牛神経も傷つける心配は殆ど無い（malleable micro ringcuretteやmicro cupforcepsを特製使用している）（図4—23）。

図4—24（この症例は51歳の女性）は左聴神経腫瘍除去後の内耳道底部の様子である。金の玉がCNAP記録用電極である、従って左に見えているのが蝸牛神経、右が顔面神経である。腫瘍は顔面神経側から発生していたので、この症例の腫瘍もSVN（上前庭神経）から発生した事が判る。2004年から2005年にかけて女子医大で手術した30例のVSでは全例に内視鏡を併用して、腫瘍の起源を内視鏡所見で判断した（図4—24）。

Definite superior vestibular origin 13, probable sup.V origin 3, definite inferior VS 10, probable inferior VS 4と判定され、上前庭神経16例、下前庭神経起源14例であった。

顕微鏡で腫瘍を可及的に摘出した後に内視鏡70アングルを術野に挿入し、内耳道底部を観察すると殆どの場合腫瘍の取り残しがあり、この症例では上前庭神経起源と判定した。さらに腫瘍を除去したが、内耳道内でのCNAP（cochlear nerve action potential）は良好に記録されていた。術後聴力は有用聴力が温存された。

オリンパスendoarm（図4—25）を用いて内耳道内の操作中もCNAPを持続的にモニターしつつ、残りの腫瘍を底部から除去した。

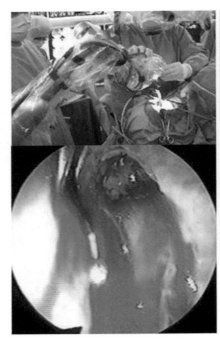
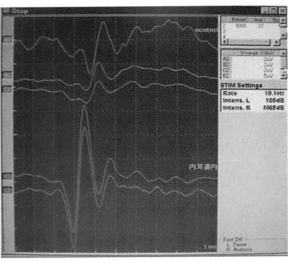

CNAPの記録。上3つは硬膜内内耳道外の記録，下2つは内耳道内蝸牛神経でのCNAP記録である。本例では内耳道内のCNAPもコンスタントに記録可能であった。術後有用聴力が温存され，顔面神経麻痺は出現しなかった。

図4—25　オリンパスendoarm（左）を用いて内耳道内の操作中もCNAPを持続的にモニターしつつ，残りの腫瘍を底部から除去した。図左上はendoarmを用いて内耳道内を観察しているところ，左下図，金電極が乗っている神経は蝸牛神経，右の神経が顔面神経で，その奥に残存している腫瘍がこの腫瘍の起源を示しており，上前庭神経と判定できる。さらにmalleable curettteを用いて全摘出した。

（文献）Hori T, Okada Y, Maruyama T, Chernov M, Attia W. Endoscope-controlled removal of intrameatal vestibular schwannomas. Minim Invasive Neurosurg. 2006;49（1）: 25–29.

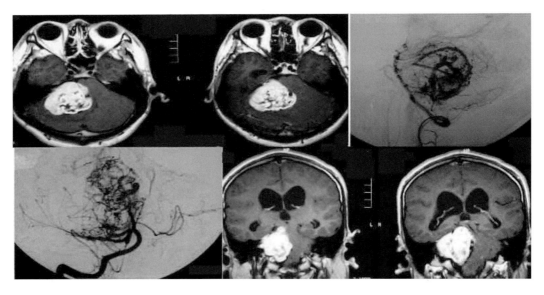

図4—26

《症例》（図4—26，4—27）

巨大，血管豊富なAT：21歳の学生で，頭痛，体幹失調で発症，径5cm超のhypervascularな小脳橋角部腫瘍が見つかった。故郷での手術を勧められたが，諸般の事情から女子医大で手術を受けることになった。術前血管内治療で後下小脳動脈を塞栓したところ，左右動眼神経障害が生じた。その他に，右顔面神

松尾　隆（元九州大学医学部臨床教授）著

〔改訂新版〕脳性麻痺の整形外科的治療

B5 判並製 230 頁　本体 9000 円

著者紹介——1962 年，九州大学医学部卒業。1970 ～ 1975 年，九州大学医学部整形外科助手・講師。1978 年，新光園園長。AACPDM アメリカ脳性麻痺学会会員。

　周生期すなわち出産前後期に脳が損傷し，運動麻痺をきたした状態を総称して脳性麻痺と名付ける。この脳性麻痺は脳の損傷によって引き起こされうる諸々の障害を含んでおり，その症状は一様ではない。しかしながら，類似した一定の運動の特徴，規則性を有しており，この特徴に沿って包括的治療プログラムが立てられる。脳性麻痺の運動障害の治療に当たって問題となる因子は，大きく分けて筋の異常緊張と麻痺による関節の不安定であり，変形拘縮である。この脳性麻痺の包括的な治療プログラムの中では，理学療法・作業療法の部門で，緊張の抑制と随意性・抗重力性の促進，平衡バランス機能の獲得などが取り組まれる。しかしながら，脳の損傷に基づく後遺症としての異常緊張，変形，抗重力機能の麻痺，巧緻障害はあまりに複雑，多様であり，その解決には脳脊髄外科・整形外科などと組み合わされたアプローチが不可欠である。整形外科的治療は脳性麻痺の総合的治療プログラムの 1 つとされ，① 肢位の調整（拘縮・変形の矯正，脱臼の整復），② 関節安定性の獲得（関節固定術）がその主なものとされたが，近年では，③ 筋バランスの獲得（筋切離，延長，移行）が取り組まれるようになった。しかしながら単なる筋バランス獲得という発想では多くの問題が引き起こされ，機能の低下をもたらす一面もある。例えば，股関節の内転・外転の筋バランスを整えるため内転筋群を弱化，あるいは移行するという考え方は世界の常識であるが，現実的には股関節の不安定性がもたらされ，必ずしも歓迎されていない。足部底背屈の筋バランスを整えるアキレス腱延長術も支持力の低下をきたし歓迎されない。整形外科領域では以上の問題点を分析する中で……単なる筋バランスの獲得という考えを離れ，一つ一つの筋緊張を選択的に弱め随意性，抗重力性を賦活する治療法へ転換することとなった。こうした分析や理論形成と確認の積み重ねの中で，緊張性迷路反射，緊張性頸反射といった全身的な緊張から，ごく軽い緊張で形作られる手指随意障害まで，効果のある治療が可能となっている（本書「はじめに」より）。

（主要目次）

第 1 章　治療概論
　A 脳性麻痺筋緊張の特性　B 病型と治療
第 2 章　機能解剖（運動発達と動作）
　A 頭のコントロール　B 坐位保持　C 寝返り　D 腹這い移動　E 四つ這い，高這い移動　F 直立二脚歩行
第 3 章　診断と評価
　A 全体像　B 神経学的評価　C 変形，拘縮，脱臼
第 4 章　上肢変形の治療
　A 上肢の機能　B 肩甲帯および肩関節　C 肘関節

　D 前腕回内変形　E 手関節　F 手指変形　G 母指変形
第 5 章　下肢変形の治療
　A 下肢荷重機能　B 股関節　C 膝関節　D 足部変形
第 6 章　体幹変形
　A 頚部　B 脊椎彎症　C 全身緊張
第 7 章　後天性ジストニアに対するジストニア解離術
第 8 章　機能訓練

株式会社　創風社・　東京都文京区本郷 4—17—2　　　振替　00120—1—129648　TEL 03—3818—4161
　　　　　　　　soufusha.co.jp　　　　　　　　　　　　　　　　　　　　　　FAX 03—3818—4173

・・・・・・・・・・・・・・・・・・・・・・・・・・・・・・・・・・・・　きりとり線　・・・・・・・・・・・・・・・・・・・・・・・・・・・・・

創風社刊 申し込み書	書店でご購入の場合，この用紙をお持ちください。	取り扱い書店名
	〔改訂新版〕松尾 隆『脳性麻痺の整形外科的治療』	
	ISBN978—4—88352—256—9	
TEL 03—3818—4161	本体 9000 円（　　）部	
FAX 03—3818—4173	創風社 図書目録 希望（　　）部	

Takashi Matsuo, M. D. Chief of Staff Shinkoen Handicapped Children's Hospital

CEREBRAL PALSY:
Spasticity-Control and Orthopaedics
—— An introduction to Orthpaedics Selective Spasticity-control Surgery（OSSCS）——

英語版・脳性麻痺の整形外科的治療
松尾 隆（元・九州大学医学部臨床教授）

A5 判上製 448 頁　本体 1 万 5000 円

CONTENTS

■ PART I. GENERAL CONSIDERATIONS

Chapter 1. What is "Orthopaedic Selective Spasticity-Control Surgery". 1. Introduction 2. Review of current treatments of spasticlty 3. Motor-functional characteristics of hypertonicity 4. Fundamentals of motor disability 5. Arespastic and athetoid movements reducible and is their reduction measurable quantitatively? Chapter 2. Functional Anatomy of Basic Motor-functions and Its Therapeutic and Surgical Implications 1. Head control 2. Turnover 3. Mermaid crawl 4. Four-point crawl 5. Sitting 6. Kneeling 7. Standing and walking 8. Reach function 9. Fine motor skills Chapter3. Diagnosis, Assessment and Decision-making 1. General status 2. Neurological assessment 3. Orthopaedic assessment 4. Gait analysis

■ PART II. PRACTICE OF ORTHOPAEDIC TREATMENT

Chapter I. Specific Surgical Techniques 1. Techniques for orthopaedic selective spasticity-control surgery 2. Other orthopaedic surgery 3. Surgical procedures undertaken Chapter 2. Upper Extremity 1. Introduction 2. Motor functions of the upper extremity 3. Shoulder girdle and shoulder 4. Elbow 5. Forearm 6. Wrist 7. Fingers 8. Thumb Chapter 3. Lower Extremity 1. Welght-bearing mechanism 2. Hip 3. Knee 4. Foot Chapter 4. Spine 1 . Cervical spine 2. Trunk （Scoliosis） Chapter 5. Indications for Surgery 1. Control of postural reflexes 2. Control of local reflexes （spasticity） 3. Control of athetosis 4. Correction of deformities 5. Facilitation of fine motor skills

■ PART III. MOTOR FUNCTIONAL BASIS OF THERAPEUTIC MANAGEMENT

Chapter I. Fundamentals of Physiotherapeutic Management 1. Stretching 2. Dynamic exercises of gross motor function 3. Positioning exercises （Antigravity activities） Chapter 2. Fundamentals of Occupational Therapy and Activities of Daily Living

■ REFERENCE ■ INDEX

株式会社 創風社　東京都文京区本郷 4—17—2　　　振替 00120—1—129648 TEL 03—3818—4161
soufusha.co.jp　　　　　　　　　　　　　　　　　　　　　FAX 03—3818—4173

....　きりとり線　..

創 風 社 刊
申 し 込 み 書

TEL 03—3818—4161
FAX 03—3818—4173

書店でご購入の場合，この用紙をお持ちください。

CEREBRAL PALSY:
Spasticity-Control and Orthopaedics
（松尾 隆 著：英語版・脳性麻痺の整形外科的治療）

ISBN4—88352—021—8

本体 1 万 5000 円 （　）部

創風社 図書目録 希望 （　）部

取り扱い書店名

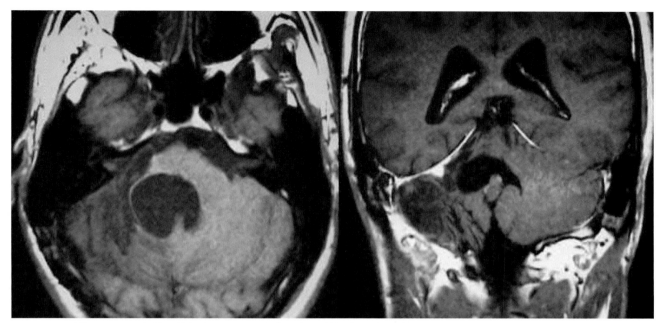

図4—27　右動眼神経麻痺はほぼ消失，顔面神経麻痺もH-Bグレード2程度に回復していた。

経障害，左上下肢感覚障害が既に併発していた。

　側臥位通常よりやや大きめの後頭下開頭を行い腫瘍の除去を行った。術中出血量1500ml，顔面神経を切断したが，最終段階で神経吻合が可能であった（手術成績の項参照）。内耳道内の腫瘍も内視鏡で確認しながら摘出し，腫瘍の起源は下前庭神経であることが確認された。手術時間は約14時間。術後は嚥下障害，右小脳性失調，右聴力は消失した。術後1ヵ月半で女子医大からリハビリ病院に転院してリハビリを行った結果21歳という年齢も幸いしたのか神経機能の著明な改善を見，術後4ヵ月リハビリ病院も退院した。その後神経障害は残存するも大学に復学卒業し，大学院に合格したということで2008年（術後2年10ヵ月）女子医大外来に来られた。

5　経鼻的経蝶形骨洞アプローチ　Trans nasal transsphenoidal approach（TSR）
（図4—28，4—29，4—30）

　一側の鼻孔から蝶形骨洞経由で頭蓋内腫瘍の約20％をしめる下垂体腫瘍や頭蓋咽頭腫へのアプローチを習得することは脳神経外科医にとって非常に重要である。

　筆者が研修医の頃にはsublabial approachがようやく始まった頃であり，手術時間もかかり出血量も非常に多かった。しかし，現在では手術時間も出血量も少なく，内視鏡のみにてTSRを施行する施設も多くなっている。筆者は現在ストルツのHD内視鏡のある施設で手術を行っているが，女子医大では手術用顕微鏡と内視鏡の併用で手術を行っていた，2018年4月からは虎ノ門病院の山田正三先生が当院に来られ，神経内視鏡技術認定医第1号の筆者も先生に習いつつさらなる手術成績の向上を目指している。本稿では顕微鏡を使用したTSRについて説明する。

1）体位

　術者は原則として右利きであるので，患者の右に位置して，右の鼻孔からアプローチすることが多いが，右利きでも左鼻孔よりアプローチする方が合理的である場合（腫瘍が右に偏位している場合）もあるので，

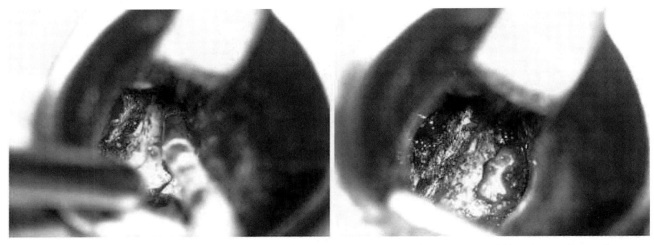

図4—28 この患者では左鼻孔よりアプローチした。吸引管の左黒く見えているのが骨性鼻中隔である。我々のアプローチでは鼻鏡の左ブレードで鼻中隔を脱臼させ，vomerを鼻鏡の中心に来るように工夫する。またナビゲーションで鼻鏡の方向がトルコ鞍方向へ向かうように調整する。右図ではsphenoidal ostiumが骨性中隔の右（患者左）に見えている。

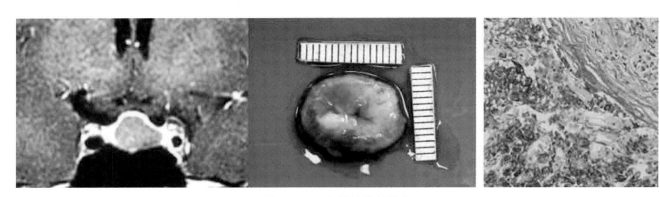

図4—29 仮性被膜外摘出

本稿では術者が患者の左サイドに立ち，患者の左鼻孔よりアプローチする場合について説明する。

女子医大では，故名古屋大学桑山先生に倣い，仮性被膜外摘出を可能な限り行うようになってから手術成績が向上した。

腫瘍被膜を術中に同定し，被膜と正常下垂体組織とを剥離しながら腫瘍を被膜ごと摘出すると手術成績が一段と向上する。正常の下垂体機能の障害は被膜下手術と同等で殆ど起きない事を報告したものであり，今ではこの手術法が間脳下垂体腫瘍学会の常識となっている。

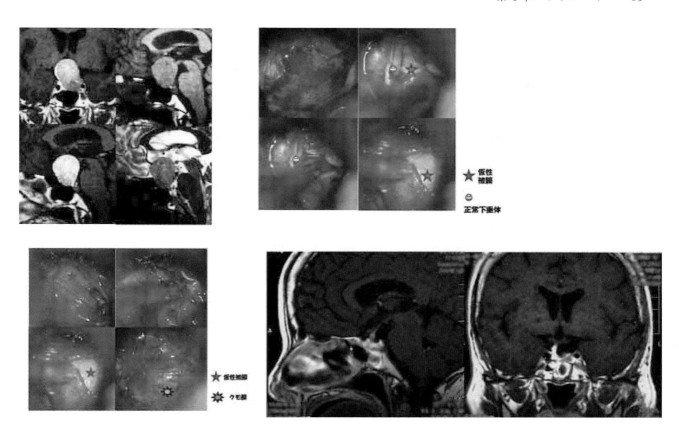

図4-30 左被膜内で腫瘍減圧, 右上正常下垂体組織と腫瘍仮性被膜を剥離しているところ。左下腫瘍をさらに減圧する。右下正常下垂体組織を温存した。正常下垂体組織は 1/5 あれば正常下錐体機能は保たれるという故影山教授の発言は記憶にとどめておいても良いだろう。残存下垂体組織は左上左下の様に保たれている, 右上は腫瘍が左海綿静脈洞方向に浸潤しているので, その部分に腫瘍の取り残しの無いように, 内視鏡を併用しながら丹念に腫瘍の全摘を目指して進んでいる。右下はそのようにしてほぼ腫瘍を全摘したところで, くも膜が透見されている, しかしその左には (患者の右) 正常の下垂体組織が認められた。

6　半球間裂経脳梁アプローチ　Interhemispheric transcallosal approach (ITA)

側脳室内腫瘍などに対するアプローチとしては経皮質アプローチとこのITAアプローチがあるが, 経皮質アプローチでは術後の痙攣などの頻度が高いと報告されている。我々は皮質を損傷しないという意味でもまた, 脳室へのstraight forward approachと言う意味でもITAを専ら脳室内腫瘍に対して用いている。

1) アプローチ

ITAは腫瘍の中心がsomatosensory areaにあって, 運動領を含む半球間裂を分ける場合でも特に脳の損傷を起こす訳では無いのでITAが経皮質法よりも神経脱落症状の面でも有利である。また, 図4-31にも示す様に, 半球間裂から接近する場合, 腫瘍は一側の脳室内に発生する事が殆どであるので, 半球間裂から接近する事によってむしろ腫瘍の中心を攻める事が可能である。神経細胞腫などでは脳室の中隔付近から発生する事が多いので, さらに腫瘍の発生母地を直接視野におさめて摘出操作をする事が可能である。

脳梁の離断は2cm以下の離断では殆ど神経脱落症状は起きない。脳室内に到達したらまず腫瘍塊を可及的に減じ, 腫瘍に関係する血管であるのか, en passant の血管であるのかを見極めて, 腫瘍に出入する血管のみを凝固切断する事が非常に大事である。また, 腫瘍の発生母地ではtumor-brain interfaceが把握

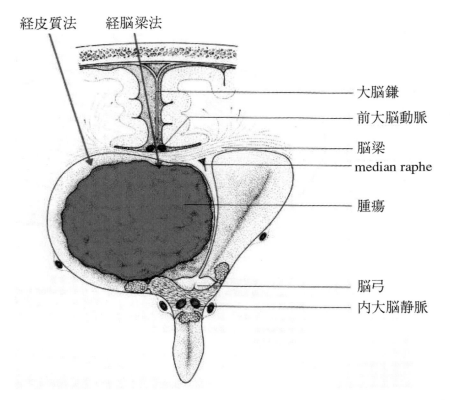

図4—31　アプローチの概念図（『脳神経外科手術のための解剖学』43頁から引用）

しにくいので，やや脳側に入った形で腫瘍の摘出を進めるが，あまり盲目的に脳側に入ると corona radiata などの神経線維は意外に脳室壁に近いので，特に側脳室外側壁に浸潤している腫瘍の剥離あるいは切離には十分に注意して手術を進める必要がある（Bertallanfy 教授の経験）。直接の線維刺激による MEP までは行った経験は無いが，場合によっては MEP 記録も辞さないぐらいの覚悟で手術に当たるべきであろう。

　2）アプローチの手順

　橋静脈は特に中心領付近での操作では絶対に損傷しない事をまず，肝に銘じて，手術をすすめる。両側脳梁辺縁動脈の間で脳梁を露出し，腫瘍の表面をまず露出する。その後必要に応じて脳梁離断の範囲を広げるが2cm以上の離断の必要性は経験していない。

　腫瘍の全面で脳との癒着がひどい事は無いので，内減圧をしては腫瘍と周囲脳室壁の剥離を進め，徐々に腫瘍の debulk を進める，最終的には腫瘍の発生母地を攻める訳であるが，その場合は前述の注意点を守りながら，interface を処理してゆく。術後手術時のマイクロの所見では全摘出したと思っても，不規則な脳室壁が造影される像が得られる事があるが，自分の手術を信じて，ガンマナイフなどを行う事は慎むべきである（私が退任直前に手術した症例を術後2ヵ月程度の MRI 所見でガンマナイフ治療を行った症例が2例あったが，果たしてその必要性があったか疑問である）。術後の経過を見ながら MRI で追跡してゆくと，術直後の不規則造影部分は消失してゆく。手術終了直後の像であるが，内視鏡を併用して脳室内の blind spots をくまなく観察して残存腫瘍が無いかどうか確認する。

　脳室内腫瘍に対する種々のアプローチを図4—32で示す。

　側脳室内髄膜種で特に左の場合には必ずしも ITA ではなく，図4—32に示した7つのアプローチを適正に選択して腫瘍の摘出をはかるのが一般的である。

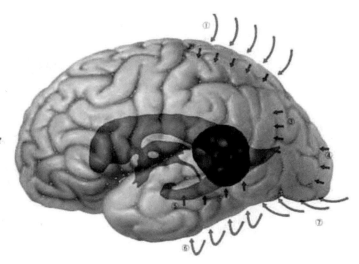

①interhemispheric transcallosal/transcortical approach
②inter(intra)parietal transcortical approach
③lateral temporo-parietal transcortical approach
④occipital transcortical or occipital lobectomy approach
⑤middle temporal transcortical approach
⑥subtemporal or transoccipito-temporal sulcus or transfusiform gyrus approach
⑦suboccipital lobe transfusiform gyrus approach

図4—32 脳室内腫瘍に対する種々のアプローチ（『脳神経外科手術のための解剖学』42頁から引用）

3）実際の症例

30歳男性，高校の物理の教師，主訴 頭痛，嘔吐，既往に特記すべきことなし，現病歴：1ヵ月前より頭痛があり，脳神経外科受診，CTにて脳室内腫瘍および腫瘍内出血を認め入院となった。神経学的所見としては右利き，神経脱落症状は無い，眼底に乳頭浮腫なし，rWAISではFIQ 102, VIQ 103, PIQ 102, MMSE: 30/30

CTでは右側脳室内の腫瘍であるが，腫瘍内出血を伴って急激に頭痛・嘔吐で発症したと判断された。MRIでも同様の所見であった（図4—33, 4—34）。

手術体位はほぼ正中位だがやや頭部を病側に傾け，上矢状洞をまたいで右に大きな開頭を図のごとく置いた。硬膜は右側のみ切断した（図4—35）。

両側脳梁辺縁動脈を左右に分けて脳梁を露出したところ。すでに腫瘍の存在により，脳梁は上方に膨隆していた。やや右寄りに脳梁を切開すると，神経細胞腫に特有の赤茶色の腫瘍が露出，この部分では腫瘍と周囲の組織との癒着は無い。次いでpiecemealに腫瘍を摘出しながら，周囲組織とも注意深く剥離してゆく。最後に中隔部にある腫瘍がこの腫瘍の発生母地であると判断できたので，interfaceを注意深く作りながら腫瘍を手術顕微鏡的に全摘した。

全摘後の側脳室内に遺残腫瘍が無いかどうか確認した。

約2cmの脳梁離断で全摘ができたことになる。

術直後のMRI Gd+ではアプローチした脳室壁に不規則な造影部分が認められたが，2年後のMRIではそのような不規則造影は消失した。

術後のrWAISでは，FIQ 105, VIQ 101, PIQ 110と術前より悪化は無くPIQは改善傾向。MMSE 30/30（図4—36）。

以後の検査でも腫瘍の再発は無い。従って術直後のMRI所見で慌ててガンマナイフ治療を加える必要は無い。外科医たるもの自分の行った手術については自分のマイクロ下＋内視鏡下での観察所見に自信を持つべきである。ちなみに，筆者の15例のneurocytomaの手術例では第1例目（鳥取大学）と14, 15例目がそれぞれ，放射線治療，ガンマナイフ治療を行われたが，15例で腫瘍の再発は無く，放治なしの13例でも1例も再手術も放射線治療も無く，再発を認めていない。脳神経外科学会に演題を提出したらポス

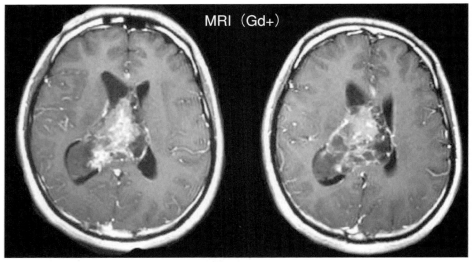

図 4—33

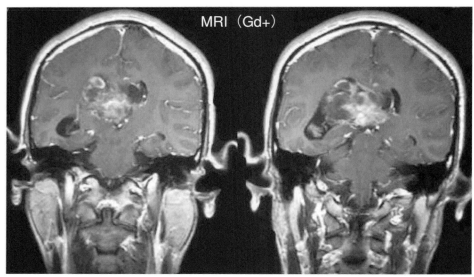

図 4—34

Surgery

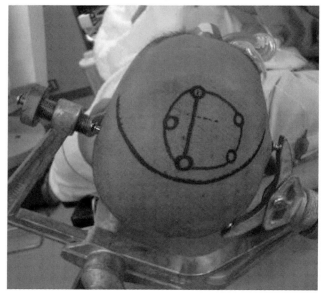

図 4—35

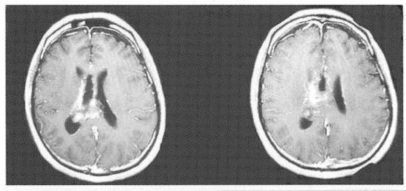
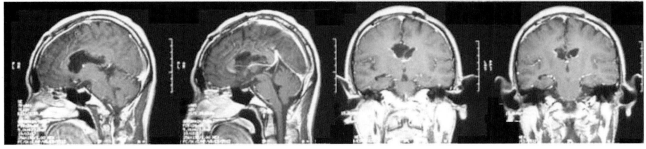

図4—36 術直後のMRI Gd+ではアプローチした脳室壁に不規則な造影部分が認められたが，2年後のMRIではそのような不規則造影は消失した．原職に戻り特に問題は無い．術直後rWAISでは，FIQ 105, VIQ 101, PIQ 110 と術前より悪化は無くPIQは改善傾向．MMSE 30/30．

ター発表となったが，座長が1人でこれだけ多くの症例を長期追跡した報告は貴重ですねというコメントを戴いた．最後に私が引退後に経験した大きな神経細胞腫と，巨大脳室内髄膜腫の術前後のMRIを提示する．

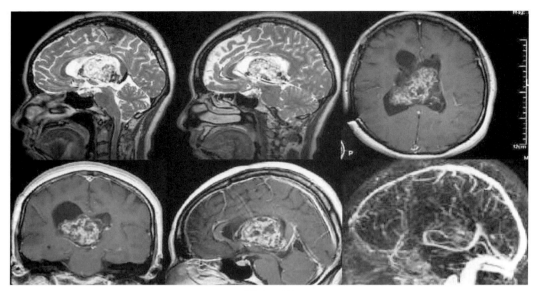

図4—37

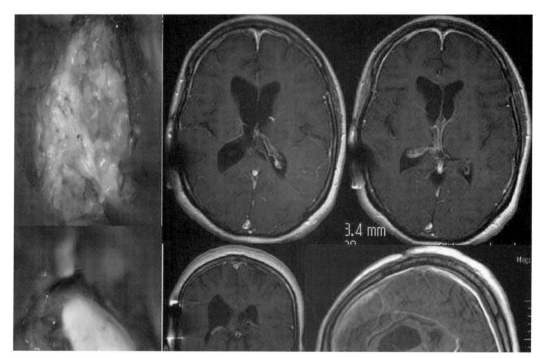

図4—38 左は術中所見，脳室内静脈は温存した。術後5年経過して再発は無い。シャントは抜去していない。この患者さんはテニスの仲間で悪くしたら大変だったが，幸いにも元気にしている。術中写真（左）と術後MRI，摘出後5年経過，再発は無い。

《実際の症例2》（図4—37，4—38）

52歳女性，8年前に某院で経皮質アプローチで部分摘出，シャント術が行われていたが，易転倒性出現。図4—37のような巨大な腫瘍が側脳室を充満している，AIHで手術。

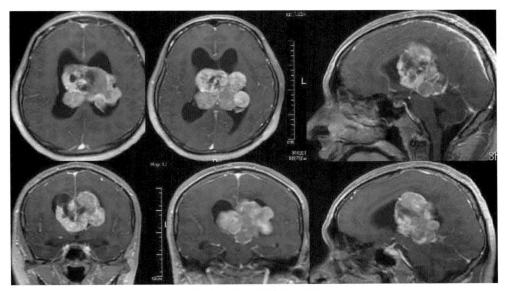

図4―39　術前のMRI

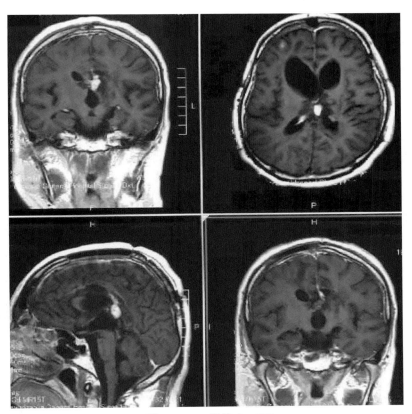

図4―40　術後のMRI

《実際の症例3》（図4―39，図4―40）
　30歳代の男性，脳室内髄膜腫で，さすがの神の手福島先生も画像を見て，手術をためらった症例である。型のごとく半球間裂経脳梁アプローチにて3回の手術で亜全摘出が可能であったが，術後の脳室内深部静脈損傷などを併発して，左片麻痺，意識障害，けいれんなどシャントを含めると7回の手術を経て，現在杖歩行が可能となり，リハビリのおかげで驚異的な回復を示し現在意思の疎通も可能となり，言語能力も日に日に改善している。

7 Infratentorial supracerebellar approach（ITSC）（図4—41，4—42，4—43，4—44）

このアプローチも大変有用性の高い手術法である。橋・中脳境界部の海綿状血管腫の手術に用いた体位，皮切，開頭，手術手技を示す。

血管腫は右に偏しているので（図4—41）側臥位，右半側後頭下開頭を図4—42のごとく行う。

まず，小脳上面から深部にアプローチする。まず錐体静脈が認められるが意外に小脳上面には橋静脈は正中を除いて無く，容易に小脳，橋境界部に到達，滑車神経が認められた。神経を損傷しないように注意しながら右背側中脳～橋境界部背面に到達した。

図4—43左は小脳上部奥に滑車神経が見えている。滑車神経を保護したのちに脳幹背側面をマイクロプローベで触診し，血腫の存在を探索している（図4—43右）。

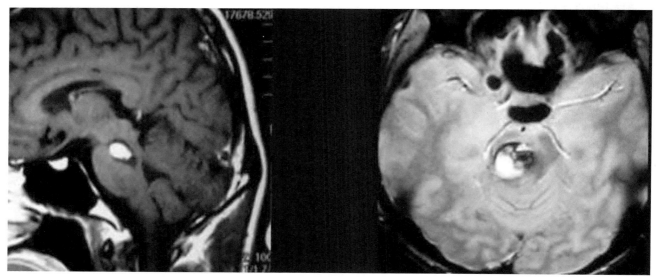

図4—41

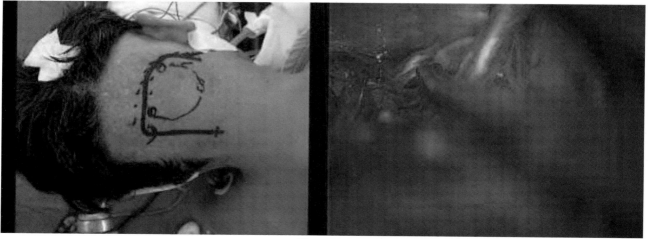

図4—42

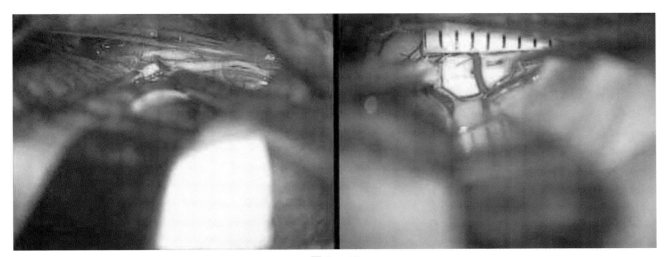

図4—43

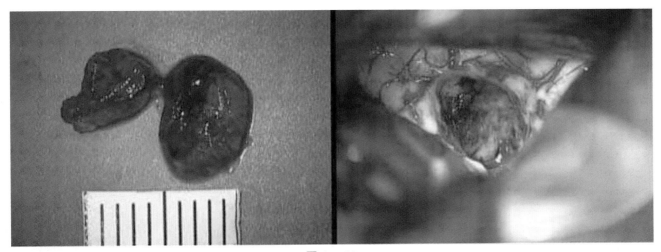

図4—44

　ナビゲーションも使用せずに血管腫に約5mmで到達，周囲からの血管を焼灼しながら，血管腫を周囲脳幹部より剥離して，en blocに摘出（図4—44左），摘出腔止血を確認（図4—44右）。術後の神経増悪は無く，無事退院し，その後の再出血は無い。

8 Parafloccular approach

　最近の趨勢としては，第4脳室経由での血管腫摘出は可能な限り避ける傾向にある。第4脳室経由ではⅦ，Ⅵ，Ⅷの障害が起きた場合に脱落症状の軽快が遷延したり，永続性であったりする傾向が少なくないからである。我々も最近の脳幹部海綿状血管腫の摘出には第4脳室底経由のアプローチを避けている。

　図4—45はⅥ，Ⅶ，Ⅷの障害を呈した，40歳代の男性である。術前のMRIでは橋下部に主座をしめし，第4脳室底からはやや距離のある2.5cm強の血管腫と思われる病変が認められる。この場合右小脳片葉を上方に挙上したスペースを用いて三叉神経根の尾側，第8神経のやや内側の脳幹から病変に達する傍小脳片葉アプローチ（Parafloccular approach：堀命名）を用いる事とした。文献的にはlateral infratrigeminal approachとして報告されているアプローチよりもさらに尾側からのアプローチと理解して戴きたい。小脳片葉（flocculus）を挙上して，傍片葉の脳幹スペースから脳幹部海綿状血管腫へのparafloccularアプローチを選択した。

　マイクロプローベで脳幹をインスペクトし，血腫の存在を示唆する抵抗（soft touch）の部分から血管腫にアプローチする。ナビゲーターは一応使用するが誤差が大きくあまり信用するわけにはいかない。

　抵抗の減弱と，血色素の滲み出しによると思われる黄色色調が血管腫の存在を示唆する良い指標であることを筆者は経験している。案の定，深さ6～7mmで血管腫に到達し，血管腫を除去途中の術中所見が図4—46である。

　狭いスペースから血管腫をほぼ全摘出し終えた状態が図4—47であり，術直後のMRIを下の図のごとく示す（図4—48）。

　術後であるが外転神経麻痺は改善，顔面神経麻痺はやや増悪，聴力は消失した。術後の小脳症状は殆ど見られないが，閉眼は可能であるが，顔面神経麻痺は遷延した（HB3度）。約1年間の自宅療養の後に職場復帰した。この症例では第4脳室底経由では距離が遠く，このアプローチが選択された。

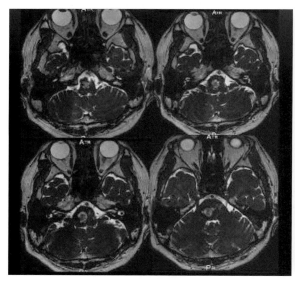 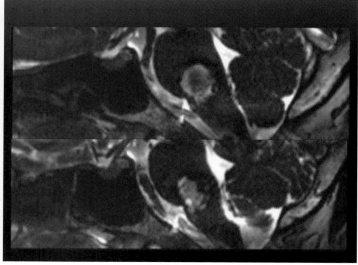

図4—45

第4章 アプローチ　95

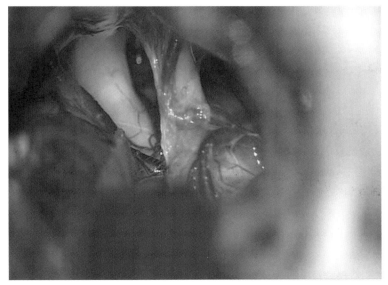

図4—46

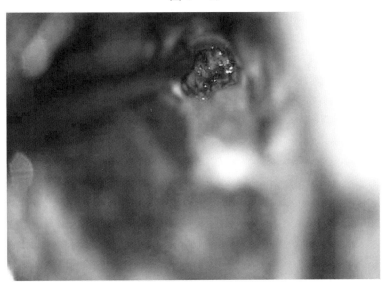

図4—47

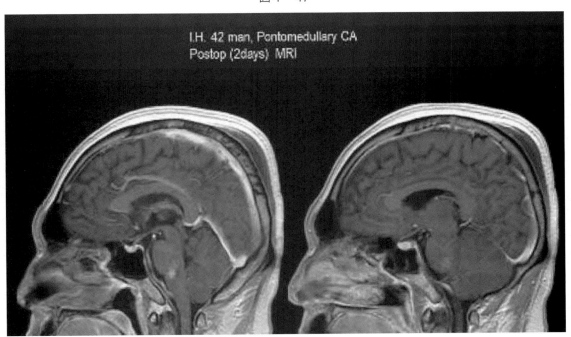

図4—48

9 Interhemispheric transcallosal trans velum interpositum approach

中脳の海綿状血管腫に対して第3脳室上壁からアプローチした症例。

46歳女性，両側動眼神経麻痺，パリノー徴候，左片麻痺，意識障害を呈した（図4―49，4―50，4―51，4―52，4―53）。

第三脳室病変直上から半球間裂にアプローチして，両側脳梁辺縁動脈が露出された（図4―50左），脳梁を離断して，第三脳室上壁を覆う海馬交連を露出（図4―50右）。海馬交連を離断すると両側内大脳静脈が露出された（図4―51左），両側内大脳静脈を左右に分けると第三脳室のtela chroideaが露出された。さらに内大脳静脈を左右に分け，tela choroideaを露出（図4―51左上）。第三脳室の天井を開くと，後

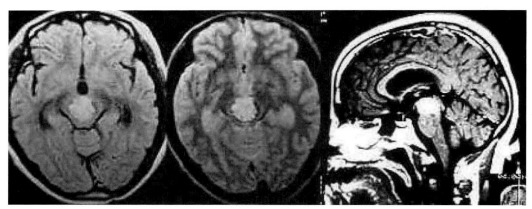

図4―49

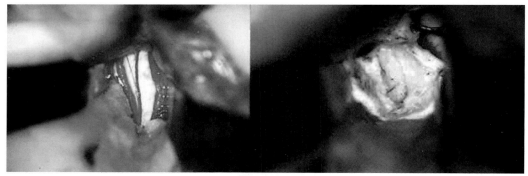

図4―50

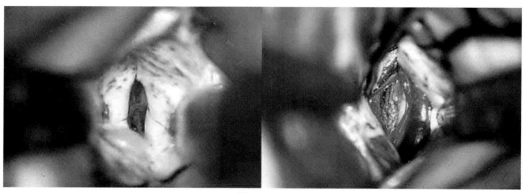

図4―51

交連の前方に第三脳室の床に一部顔を出した，血管腫が認められた。周囲から剥離して全摘出を試みたが，血管腫内には比較的太い動脈も明瞭に認められ，部分摘出に終わった。

この病変は出血を繰り返し，OTT，ITSC 2回の計4回の手術で全摘出が確認されたが，SDの状態となった。

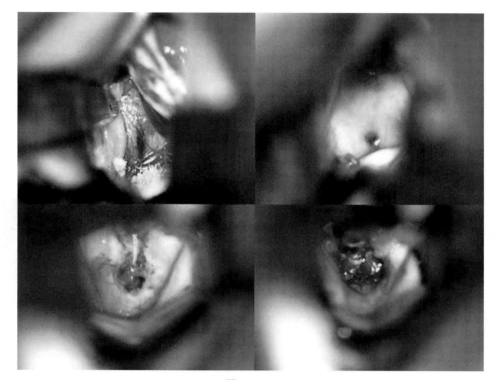

図4—52

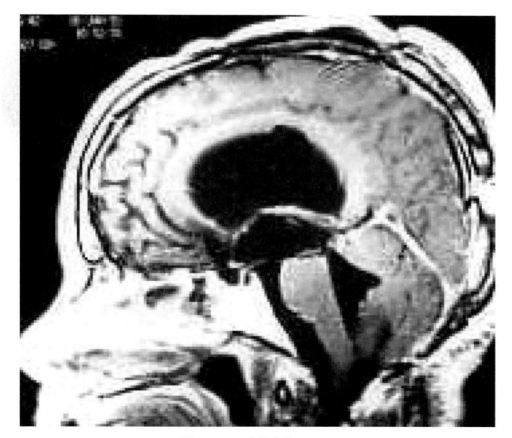

図4—53　全摘出後のMRI

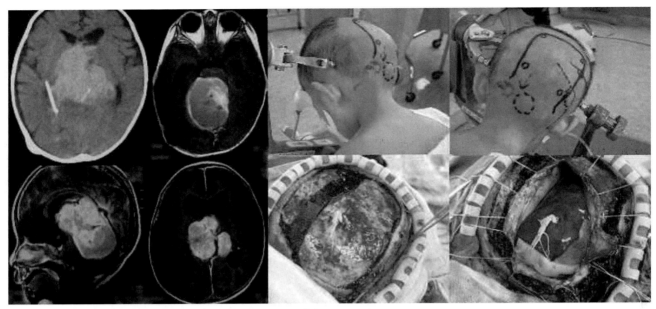

図4―54

10 Occipital transtentorial approach（OTT）

1歳　男児　06年8月発症

（Medulloblastoma（Chang分類）M0

術前MRI：OTTアプローチの皮切，体位，開頭範囲，硬膜切開，この症例は脳圧亢進のためか硬膜切開すると脳表全面にクモ膜下出血を認めた（図4―54）。

可及的に摘出し，かなり減圧を行い，部分摘出に止め，化学療法，放射線治療で腫瘍陰影は消失した（この後ICE療法開始して腫瘍は消失した）。

松果体奇形腫（図4―55）
症例：9歳 男児
現病歴：2006年4月13日　学校にて頭痛あり。精査加療目的にて近医脳神経外科に入院。
入院後：頭部CT　松果体部石灰化　左大脳半球に嚢胞性病変
　　　　頭部MRI　嚢胞性成分（被膜造影）充実性分の混在　嚢胞周囲の脳浮腫（+）
　　　　AFP／hCG　異常なし
　　　　眼科的　視力，視野検査　正常
　　　　鬱血乳頭（−），共同性眼球運動　正常
既往歴：小さい頃から頭痛持ち
　　　　転んだ時に，右手が出づらかった
　　　　背泳ぎで　右上肢が上手く伸びない
　　　　意識消失発作の既往なし

この症例では左OTTアプローチを選択した。まず大きな嚢胞をタップして図に示すような蛋白に富んだ内容液を除去して，脳をスラックにしたのちに症例1とほぼ同様の皮切，開頭を行い，半球間裂を分け

第4章 アプローチ 99

CT　　　　　　　MRI(T2)　　　　　MRI(T1)

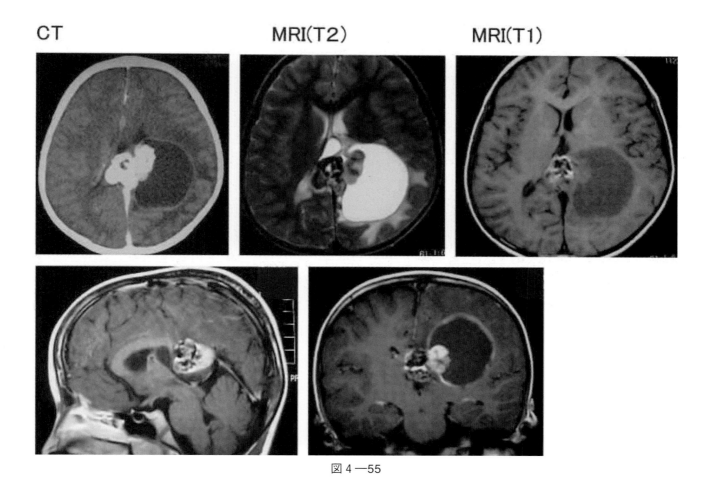

図4-55

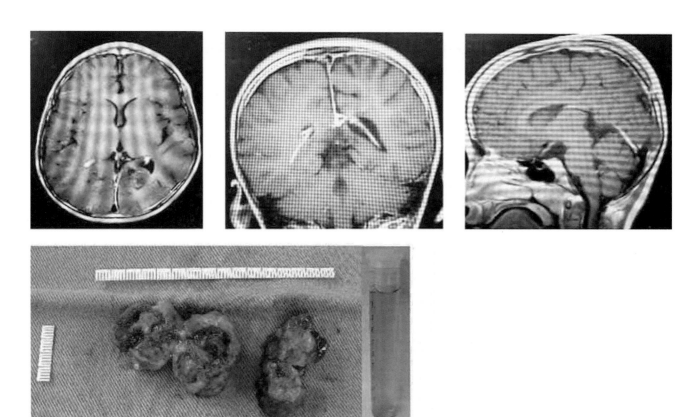

図4-56　術後 MRI Gd+（上段）　奇形腫と嚢胞液（下段）

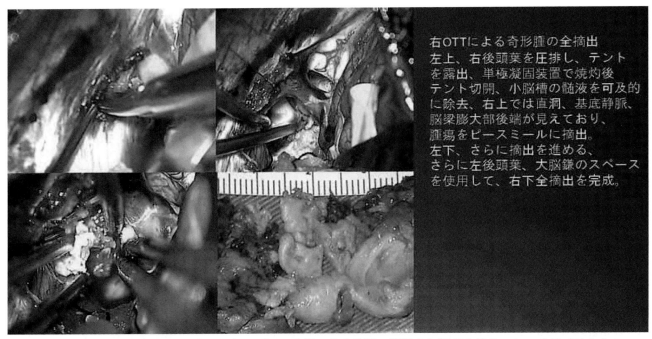

図4—57 テント縁をナイロン糸で釣り上げて，直洞，基底静脈の間隙より腫瘍を摘出。この症例では左右のOTTアプローチを使用して全摘出した。

てテント縁より前側の小脳四丘体槽のくも膜を切除し髄液を吸引除去して脳圧をコントロールした。まず小脳テントを切開し，視野を広げたのちに脳底静脈，ガレン静脈で形成される四丘体・小脳上部に存在する石灰化に富んだ腫瘍を周囲から剥離しつつデバルクして摘出し，最後に第三脳室に食い込んだ実質性腫瘍を全摘出して手術を終了した。術後のMRIでは腫瘍の全摘が確認された（図4—56）。

ITSCとOTTの使いわけであるが，straight sinusの傾きが急峻な症例ではOTTを用いる，また第三脳室後部高位に腫瘍が食い込んでいるような場合にはITSCが合理的アプローチになる。ITSCでは正中から攻めるのではなくparamedianのスペースが橋静脈が少なく，またstraight sinusの傾きもあまり気にならないで四丘体槽に到達する事が出来る事を留意する必要がある。

OTTアプローチにおけるテントの切開位置（図4—57左上），テント縁をナイロン糸で釣り上げて，直洞，基底静脈の間隙より腫瘍を摘出（右上，左下）。この症例では左右のOTTアプローチを使用して全摘出した（図4—57）。

以上，筆者が比較的使用頻度が高いアプローチについて概説した。頭蓋底外科テクニックはなるべく用いずに正常構造を保ちながら如何にして病変を全摘出するかが，"脳機能解剖に基づく脳神経外科手術"である。

第5章 疾患別手術成績

1 グリオーマ手術

　東京女子医科大学（TWMU）の特徴は術中 MRI を使用する事であり，特にグリオーマに使用して有用であった。

　術中 MRI を使用した症例は 2000 年から 2006 年まで 400 例にのぼる。グリオーマが 283 例で最多であった。筆者の TWMU 在任は 1998 年から 2009 年であり，ほぼこれから説明する成績は筆者の女子医大時代在任中の成績である。その間筆者の東大駒場時代の同級生の大野忠男博士の開発した自家腫瘍ワクチンの導入などがあったが Phase I/IIa trial of autologous formalin-fixed tumor vaccine concomitant with fractionated radiotherapy for newly diagnosed glioblastoma. Clinical article. 村垣，堀ら J Neurosurg 115:248-255, 2011, Brain neuronavigation for deep seated targets. Hori T, in Practical Handbook of Neurosurgery. From Leading Neurosurgeons. Editor Sindou M, Volume 2, pp427-448, SpringerWien New York, 2009. 良好な5年生存率を得ることができた。

　表5—1に見られるようにグリオーマの平均除去率 93.0％，全摘率 46.0％は術中 MRI（図5—1），術中モニタリングの導入などによる成績である。

表5—1

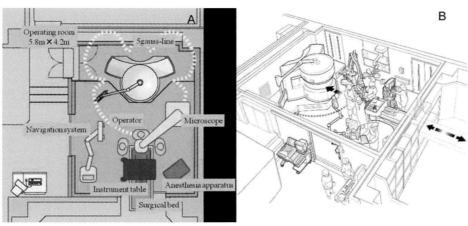

図5—1　術中 MRI のセットアップ

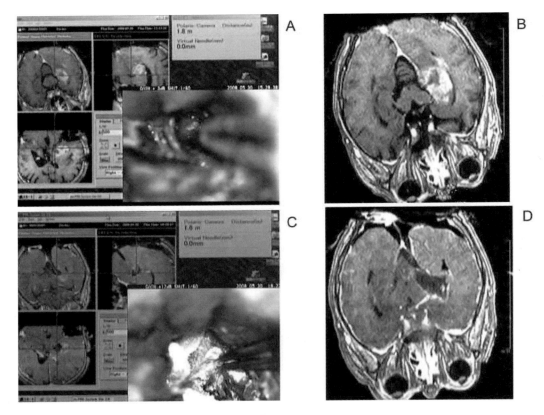

図5—2

表5—2

Histological variation in each WHO grade group
(各グレードの内容)

WHO grade	Histological diagnosis	Cases
Grade II	Astrocytoma	30
	Oligoastrocytoma	27
	Oligodendroglioma	5
	Ependymoma	3
	Pleomorphic xanthoastrocytoma	1
Grade III	Anaplastic astrocytoma	30
	Anaplastic oligoastrocytoma	21
	Anaplastic oligodendroglioma	3
	Anaplastic ependymoma	3
Grade IV	Glioblastoma	62

Overall survival rate of each WHO grade group
(各グレードの Overall survival rate)

Survival rate (%)	1-year	2-year	3-year	4-year	5-year
Grade II	98.4	98.4	89.8	89.8	89.8
Grade III	94.5	89.7	85.8	78.0	78.0
Grade IV	62.3	28.0	13.2	13.2	13.2
Grade III+IV	77.3	56.0	46.8	43.2	43.2
Total	85.0	71.5	62.7	60.6	60.5

　代表的な症例を示す。50代の男性左海馬，海馬傍回に局在するGBMである。OTTアプローチにより，その腫瘍を全摘出した（図5—2）。

　GradeIIでは5年生存率が89.8％，GradeIIIで78.0％，GradeIVで13.2％であった。この成績は現在までの文献報告の中でもトップクラスの成績である（表5—2）。

表5—3

Critically located 125 glioma between 1998~2013 TWMU & Personal series	
• Thalamic tumor	55
• Hypothalamic tumor	42
• Brain stem tumor	27
• Basal ganglia tumor	1

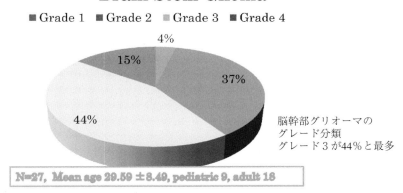

脳幹部グリオーマの
グレード分類
グレード3が44%と最多

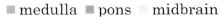

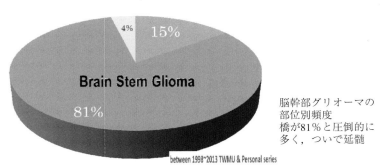

脳幹部グリオーマの
部位別頻度
橋が81%と圧倒的に
多く，ついで延髄

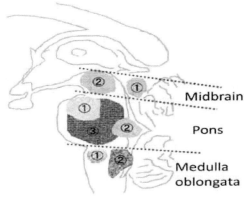

Midbrain;
　1: Tectal plate
　2: Focal intrinsic midbrain(tegmentum)
Pons;
　1: Focal intrinsic pontine
　2: Dorsal exophytic pontine
　3: Diffuse intrinsic pontine
Medulla Oblongata;
　1: Focal intrinsic medullary
　2: Dorsal exophytic medullary

図5—3

　脳幹部などの困難な症例を次に紹介する（2016年脳外科学会シンポで報告）（表5—3）。
　脳幹部グリオーマの部位別局在，手術適応は中脳1，橋2，延髄2であるが，focal circumscribed tumor は手術が可能である（図5—3）。

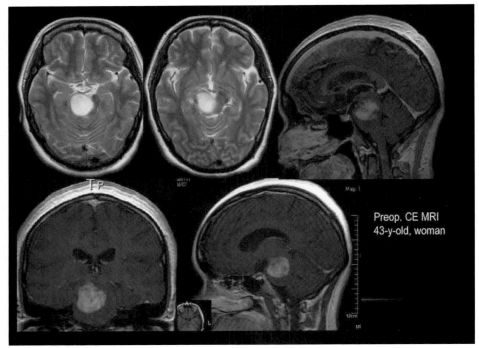

図5—4

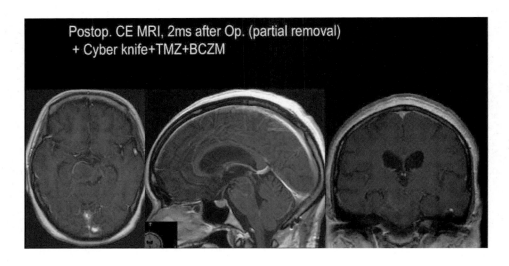

図5—5　術後の Gd + MRI

　このような症例では手術適応がある（図5—4, 5—5）。
　左片麻痺，右動眼神経麻痺，軽度意識障害を呈した43歳の女性である。新百合ヶ丘総合病院にて右側頭下アプローチで手術，術前軟らかい腫瘍を予想したが，硬く出血性の腫瘍であり部分摘出に終わった。
　術後はサイバーナイフによる局所放射線治療を行いベバシズマム，テモゾロミドの化学療法を行い，鳥取大学脳外科で化学療法を可及的に続けてもらい，現在も故郷の隠岐の島にて存命中である（図5—5）。

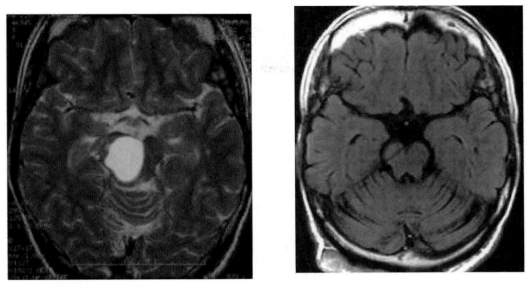

図5—6

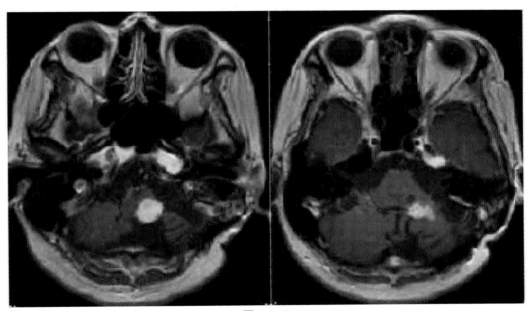

図5—7

《症例》
22歳　NF1,某大学で放射線治療を受けたが左片麻痺,右動眼神経麻痺症状が改善せず森山記念病院に来院した。右側頭下アプローチで囊胞内容液除去及び囊胞壁の生検を行なった。Pilocytic astrocytomaという診断を得た（左），7年後のMRI片麻痺は軽快し,複視も消失。MRIでは囊胞の再増大はない。会社員として社会生活を送っている（図5—6）。

《症例》
40歳の女性,いわゆるdorsal exophytic glioma of medulla oblongataで,嚥下障害,嗄声,歩行障害で発症。後頭下開頭で部分摘出を行った。左術前,右術後造影MRI,グレード3の腫瘍。放射線治療はすでに他院で行なっており,化学療法も拒否（図5—7）。

《橋延髄移行部グリオーマの疑い，サイバーナイフ著効例》（図5—8）

18歳の女性，右片麻痺と左外転神経麻痺で発症，MRI Gd+ で瀰漫性橋グリオーマの画像と判断，手術は行わず，サイバーナイフ照射を行った。照射後腫瘍のサイズが減少し外転神経麻痺と右片麻痺も改善，大学に入学して，無事卒業。照射後のステロイド治療も約3年で中止した。サイバーナイフの著効例である。組織診断はなされていないが，画像上は橋グリオーマで間違いないと思われる。サイバーナイフ後5年経過するが再増大の徴候はない（図5—8）。

（文献）Surgery for critically located intracranial gliomas, Hori T et al., Prog Neural Surg, Vol 30/Intracr1. DOI 000464396.

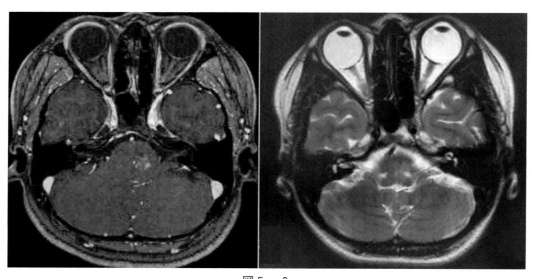

図5—8

表5—4　第4脳室から四丘体に及ぶ巨大なグリオーマの手術（2017年脳外科総会にて発表）

Case, Age, Sex	Histology	Size	MRI	Present status
1, 4y, boy	Pilocytic astrocytoma Mib-1:4.5 %	4.5x3.5x3cm		Total removal Karate Player
2, 17y, boy	Ependymoma	9x5x4cm		Total removal, Focal Rx College student
3, 1y5m, boy	diffuse variant of pilocytic astrocytoma of cerebellum KIAA-BRAP+	9x8x3.5cm		Total removal Kindergarten student
4, 20y, woman	diffuse midline glioma ganglio glioma	4.5x2.5x3cm		Subtotal removal Focal Rx

術後のMRI

(図5—9, 図5—10, 図5—11, 図5—12)

〈第1例〉

術直後MRI　　　　　　　　　　　10年後MRI

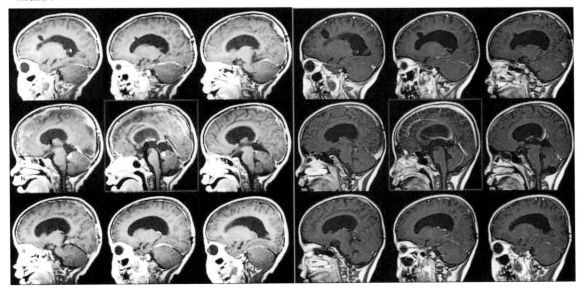

現在空手の選手として活躍中（放射線, 化学療法なし）。

図5—9

〈第2例〉

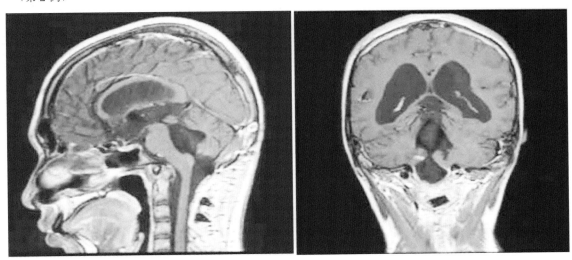

高校生として通学中高校生として通学中（第4脳室の局所放射線治療後）。

図5—10

〈第3例〉

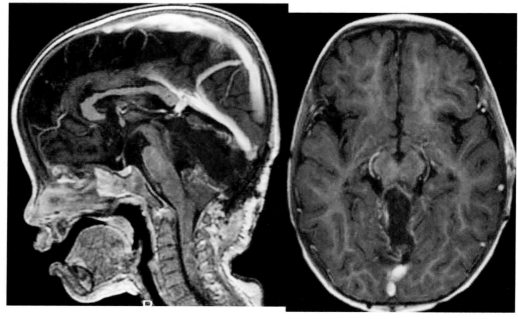

放射線,化学療法なし,幼稚園に通園中。

図5—11

〈第4例〉

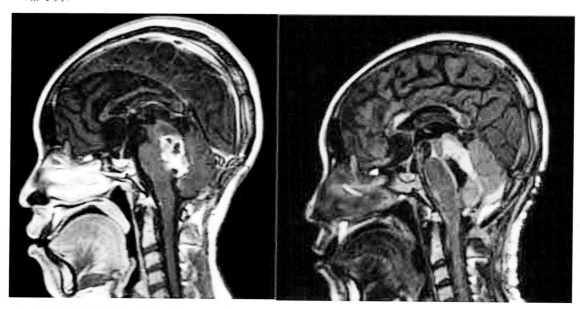

Gdで増強される部分は摘出されたが,中脳部分に境界不鮮明な腫瘍が遺残し,この部分の局所放射線治療を行なっている。特殊な組織像を呈しganglio gliomaと診断された。

図5—12

2　頭蓋咽頭腫

1）分類（東京女子医科大学の分類）

　女子医大では多くの頭蓋咽頭腫の経験から独自の腫瘍分類法を作成し，2011年脳外科総会にて，頭蓋咽頭腫の新グレード分類を提唱し，グレード別に治療法の選択および，治療予後を100例の自験例で分類し提示した。MRI画像矢状断最大径を，冠状断で横最大径を計測し，2cm未満を1点，2cm以上〜4cm未満を2点，4cm以上を3点とする。腫瘍がモンロー孔（造影MRIでvenous angle）まで達している場合1点，乳頭体まで達している場合1点，clinoidal lineより下方に腫瘍が進展している場合に1点を加算する。また腫瘍の性状がcyst onlyを0点，multicystic 1点，cyst & solid（mixed）2点，solid 3点とする。各症例の術前の点数を計算し，2点以下をグレードⅠ，3〜5点グレードⅡ，6〜8点グレードⅢ，9〜11点グレードⅣ，12点（以上）をグレードⅤとする。術前後のKPSを各症例で算出した（表5—5）。

　文献：Hori T et al., J Neurol Neurophysial 5;187, doi（2014）.

　100例の患者の追跡期間は全て5年以上を経過している。4人の患者は追跡期間中に亡くなった。悪性腫瘍による死亡2例，1例は術後半年以上経過してから肺炎で死亡，1例は術後2年以上経過してからホルモン製剤の服用コンプライアンス劣化による死亡であった。亜全摘＋ガンマナイフ治療症例を除くと100例の手術のみによる全摘出率は75％であった。表に示すように術前術後のKPSスコアは術前の腫瘍のグレードと逆相関した。

　また，術後のKPSスコアは術前のスコアと比較して統計的に有意に改善していた。全摘出率はグレードによって差は認められなかった。

　文献上サイバーナイフによる頭蓋咽頭腫の縮小は22／33（66.7％）で得られた。一方ガンマナイフでは185／264（70.1％）で縮小が得られた。これらの文献上のデータでは両者に有意差が見られないが，理論上は少量分割照射が一回照射による腫瘍制御より優れているはずである。サイバーナイフの症例数の増加並びに追跡期間の延長によって，少量分割照射の優位性が我々の少ない経験で示すように将来証明されるかもしれない。全摘出を行なってもKPSスコアには影響しないという結果が我々の成績で得られた結論である（表5—6）。

表5—5　MRI所見に基づくスコアシステムの表

MRI findings		<2 cm score	2cm≦ 〜<4cm score	4 cm ≦ score
Sagittal max. diameter		1	2	3
Coronal max. diameter		1	2	3
Under clinoidal line		1		
Reaching For. Monro		1		
Reaching Mammillary body		1		
Tumor nature	cyst only	multi-cystic	mixed	solid
	0	1	2	3

表5—6　スコアに基づいたグレードシステム
Grade Score Number of Patients

Grade	Score	Number of Patients
Grade I	2	0
Grade II	3〜5	38
Grade III	6〜8	45
Grade IV	9〜11	16
Grade V	12	1

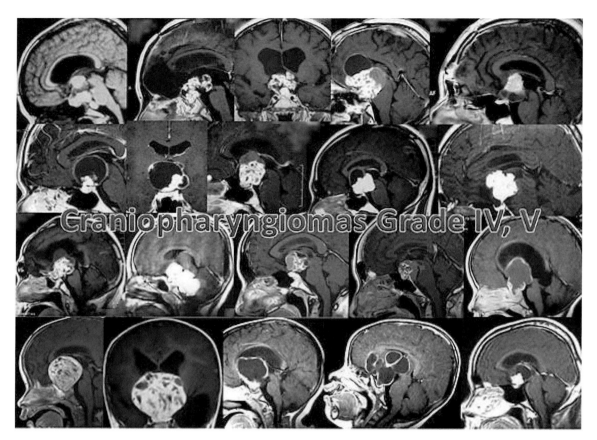

図5—13a

我々の分類でグレードⅣ，Ⅴに分類された17症例のMRIを図5—13aに示す。

（A）：術前のKPSスコアは腫瘍のグレードが上がるにつれて有意に減少している事が示されている。グレードⅡでは平均KPS scoreは79.5 ± 13.1であった（n=38）。グレードⅢでは73.1 ± 9.7（n=45），グレードⅣでは64.4 ± 18.6（n=16），グレードⅤでは40.0（n=1）であった。

（B）：術後のKPSスコアは腫瘍のグレードが上昇するに従って有意に減少している。グレードⅡでは平均KPS scoreは88.9 ± 13.3（n=38），グレードⅢでは87.6 ± 9.1（n=45），グレードⅣでは81.9 ± 19.7（n=16），グレードⅤでは50.0（n=1）であった。

腫瘍全摘出率はグレードⅡで86.8％（33/38），グレードⅢで68.9％（31/45），グレードⅣで68.8％（11/16），グレードⅤで0％（0/1）であった。術前の他医での手術歴や術前に他医での放射線治療は腫瘍の全摘率に有意な影響を及ぼしていなかった。

表5－7

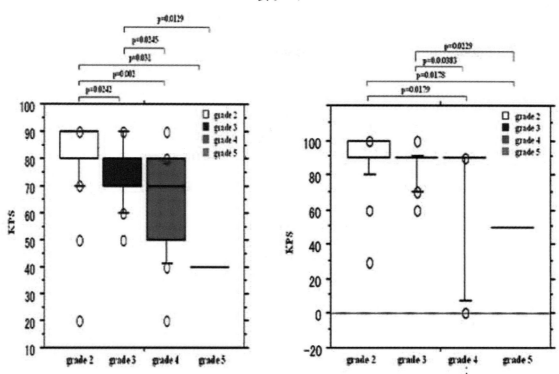

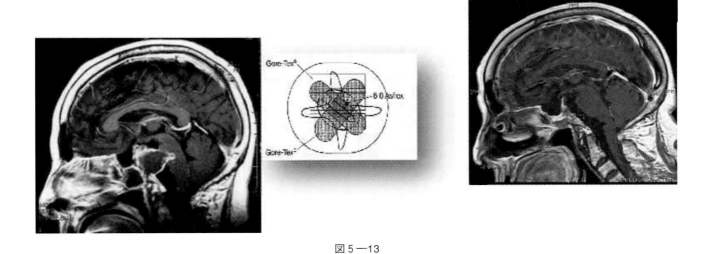

図5－13

《症例1》(図5－13)

　56歳の女性，頭痛，ホルモン低下症状，複視などで当科に来院した。腫瘍はグレードⅢと判定された。経鼻経蝶形骨洞手術を行なった。斜台を破って頭蓋内に侵入した腫瘍を全摘出した。硬膜の欠損部は腹壁から採取した筋膜を利用して中に示すように円弧状にパッチを当てて縫合した。術後12年時々コルチゾール，甲状腺剤を服用しているが，図5－13に示すように腫瘍の再発はないし，髄液漏も起きていない。これらの硬膜縫合テクニックの報告は日本医事新報に1986年報告した。JNSに投稿したが論文に採用されなかった。現在では拡大蝶形骨洞法などで当たり前のように硬膜縫合がされているが，この報告は世界初であった。

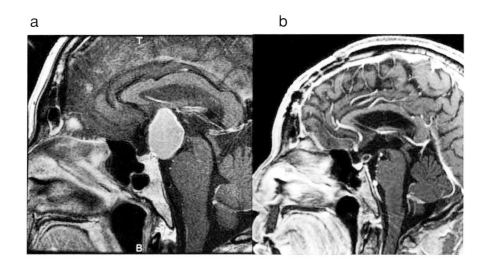

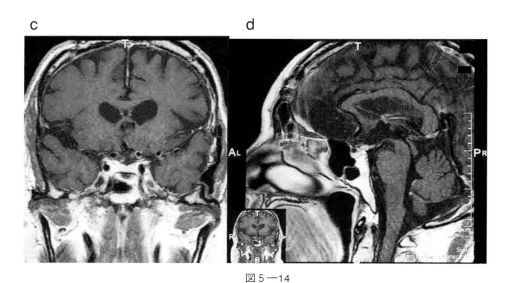

図5—14

《症例2》(図5—14)

70歳の男性，最初の手術から20年経過して視力障害で再発発症した症例である。(a)で示すように嚢胞性の再発腫瘍をAIHで摘出した。その後(b)に示すような小嚢胞が再発したので，サイバーナイフを照射した。照射後3年が経過するが，嚢胞は消失して神経症状はホルモン低下も無く元気にしている(c，d，75歳)。この症例も含めて新百合ケ丘総合病院でサイバーナイフを照射した再発性小頭蓋咽頭腫は少数ではあるが何れも再発なくコントロールされている。

２）合併症

もちろん，多くの合併症がおきるが，AIH で手術した 100 例の腫瘍群で合併症を分析し，特にホルモン異常については AIH 手術の頭蓋咽頭腫全例での分析ではないが，hypogonadism, hypothyroidism, hypoaderenalism, DI などが術後悪化する。詳細は堀論文を参照（Hori T et al., Anterior interhemispheric approach for 100 tumors in and around the anterior third ventricle. Neurosurgery 66 ［ONS Suppl 1］ONS65-ONS74, 2010）。

３）手術成績

以上より全摘あるいは亜全摘（nearly total）し，アプローチを変えて 2 回以上の手術で完治させるか，少量の遺残腫瘍はサイバーナイフなどを用いて治療するのが最適な治療法と考える。

諸家の手術成績をまとめた表を参考に示す。Yasargil の成績は 90 ％と良いが，再発 7 ％で全摘率は 83 ％であるが追跡期間が明記されていない（手術死亡率 2.1 ％）。他の報告では 45 〜 69 ％とされているが再発率も多い（表 5 — 8）。

ガンマナイフの治療成績を表 5 — 9 に示す。

手術成績から言える事は最初の手術が肝心であること，多数回の手術後に放射線治療を行ったグループでは最も QOL が悪かった（表 5 —10）。

表 5 — 8

TABLE 6. Surgical outcomes of craniopharyngiomas in main series

Authors & Year	No. of Patients	% Adults	Surgical Approach	Aggressive Removal (GTR or NTR)	Early Mortality	Mean No. FU Yrs	Local Recurrence
Fahlbusch et al., 1999	168	80	Pterional > TSS > IH	49% P	0.7% P, 10% R	5.4	11%
Duff et al., 2000	121	74	Pterional > TSS	43%	1.7%	10	24%
Van Effenterre & Boch, 2002	122	76	Pterional	59%	2.5%	4	13%
Shi et al., 2008	309	83.8	Pterional > IH	89.3%	3.9%	2.1	17%
Yamada et al., 2010	90	71	TSS	90% P, 50% R	2.2%	4.6	7.8%
Hofmann et al., 2012	65	NA	IH > TSS > FL	83.1%	0%	2.1	9.3%
Gerganov et al., 2014	16	NA	FL	100% P, 66.7% R	0%	NA	NA
Present study	72 (32 R)	75	OZ > IH/TP > TSS	100% P, 92.9% R	0%	4.7	20.8%

FL = frontolateral approach; FU = follow-up; NA = not available; P = primary cases; R = recurrent cases.

出所：Aggressive surgery based on an anatomical subclassification of craniopharyngiomas. Morisako H et al., Neurosurgical Focus 41（6）:E10, 2016. より。

表 5 — 9

Institution	Patients (n)	Salvage (%)	Follow-up (y)	Local control (%)
Taipei (39)	31	80.6	3.0	87
Komaki City (40)	10	90	1.16	100
Pittsburgh (41)	12	100	5.3	91.7

表 5—10　GK，CK の治療成績表

Author & Year	Study colony	intervention	No of patients	Mean marginal dose (Gy)	Mean tumor size(cm³)	Shrinkage rate	Control rate	Tumor enlargement
Miyazaki et al., 2009	Japan	CK	13	22.7	NA	6/13 (46.2%)	11/13 84.6%)	1 cystic
Present seris 2017	Japan	CK	6 (TSS5/AIH1 +CK)	22.7	NA	6/6 CR (100%)		1 small cyst (-)
Lee et al., 2008	US	CK	11	21.6	5.9	7/11 (63.6%	10/11(90.9 %)	1 cystic enlarge.
Giller et al;, 2005	US	CK	3	42	1.14	3/3 (100%)		
Yano et al., 2009	Japan	GK	18	11.6	1.8	13/18 (724%)	17/18 (94%)	
Kobayashi et al., 2009	Japan	GK	98	11.5	3.5	CR+PR19.4+48 %	79.6%	Progre. 20.4%
Albright et al., 2005	US	GK	14	14	3.7	4/5 (80%)		
Ulfarsson et al., 2002	Sweden	GK	21	3-25	7.8	5/22 (22.7%)	8/22 (36.4%)	
Chou et al., 2001	USA	GK	10	16	1.7	7/12 (58.3%)		
Yu et al., 2000	China	GK	46	8-18	13.5	89.5%		
Chung et al., 2000	Taiwan	GK	31	12	8.9	87%		4/31 (12.9%)
Mokry 1999	Austria	GK	23	10.8	7.0	74%		5/23 (21.7%)
Prasad et al., 1995	USA	GK	9	13	10	5/9 (55.6%)	7/9 (77.8%)	1/9 (11.1%)

3　聴神経腫瘍

１）腫瘍の分類（Vestibular Schwannoma: VS）

A）腫瘍の大きさは通常 Koos の分類を用いる（表 5—11）。

B）顔面神経障害の分類は House-Brackmann の分類を用い (顔面神経機能班による 40 点満点の細分類もあるが) 聴覚障害は Gardner-Robertson の分類を用いる（表 5—12，5—13）。

表5―11

Koos の腫瘍の大きさ分類
I (<10mm)
II (10mm ≤ ～<20mm)
III (20≤～<30mm)
IV (30mm ≤

Koos	TNI	TWMU	Total
1	2	2	4
2	10	36	46
3	11	50	61
4	25	84	109
Total	48	172	220

TNI：鳥取大学，TWMU：東京女子医大。

表5―12

【顔面神経麻痺：House-Brackmann の分類】

麻痺程度	顔面神経	症状
1	正常	全く正常
2	弱い麻痺	静止時は正常 動きで軽度非対称 非常に軽度の異常共同運動あり
3	中等の麻痺	明らかな麻痺あり（中等度）閉眼可能 中等度の異常共同運動あり
4	中等―強い麻痺	明らかな麻痺（中―重度）非対称 閉眼不能
5	強い麻痺	ほんの少しの動きのみ 非対称
6	完全麻痺	全く動き無し

【Gardner-Robertson 聴覚分類】

分類	聴覚	純聴覚閾値(dB)	語音明瞭度(%)
I	良好・正常	0-30 dB	70-100%
II	有効	31-50dB	50-70%
III	非有効	51-90dB	5-49%
IV	不良	91dB-Max	1-4%
V	無し	Scale out	0%

最近は AAO-HNS の聴力分類が用いられる傾向にある。

表5―13

*The AAO–HNS hearing classification system**

Class	PTA Threshold (dB)	SDS (%)
A	≤30	≥70
B	>30, ≤50	≥50
C	>50	≥50
D	any level	<50

* Guidelines published in 1995 by the Committee on Hearing and Equilibrium.

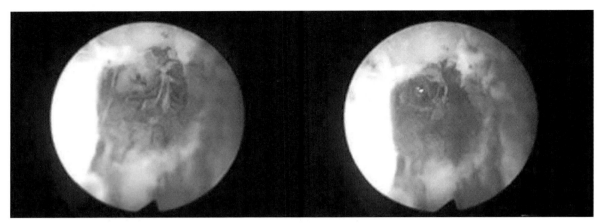

図 5—15

2) 手術適応

Koos 4 の手術適応は絶対適応と言ってよい，また Koos 3 では手術と GK の有効性に有意差を証明するのは困難であるが原則として開頭手術を行う。また Koos 1，2 の治療に関して強く推奨されるエビデンスの高い研究は無いと言ってよい。Bakkouri らは 386 名の unilateral VS を長期追跡し，58.6％では腫瘍の増殖は 1mm/year, 29.2％ 1-3mm/year, 12.2％ 3mm≦/year（17.2％）であったと報告している。内耳道内の腫瘍の成長速度は 1.02 ± 1.8mm/year で内耳道外進展腫瘍の 1.40 ± 3.1mm/year と有意差が無かったと報告した。従って Koos 1，2 程度の小腫瘍では GK の有効性は腫瘍の消失率でなく growth control で報告されているので，保存的治療との有意差が RCT で証明されない限り，GK が有効であるとは言い切れない。大きい腫瘍では GK の有効性は明瞭でなく，むしろ GK 後の手術的摘出術の困難さが指摘されている。

《62 歳女性，右聴神経腫瘍》（図 5—15）

顕微鏡で腫瘍を全摘したと判断したが，念のため内視鏡で内耳道内底部を観察すると左図に示す様に腫瘍がたくさん残っていた。

内視鏡で底部を観察しながらリングキュレットあるいは曲りの吸引管，曲りマイクロ鉗子などを用いて全摘したのが右である。顔面神経が左，蝸牛神経が右に見える。従ってこの腫瘍は SVN（上前庭神経）から発生したと判断可能である。

2) 症　例（図 5—16）

Lt AT 51-y-old, woman, max diameter: 3.8cm, op. 12/21/1998
preop. PTA 45dB, SDS 100％（85dB），
postop. PTA 45dB, SDS 100％（110dB），H&B Gr. I
術後一応の serviceable hearing の温存，顔面神経麻痺（—）であった。

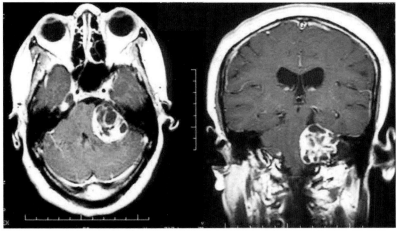
Lt AT 51-y-old, woman, max diameter: 3.8cm, op. 12/21/1998

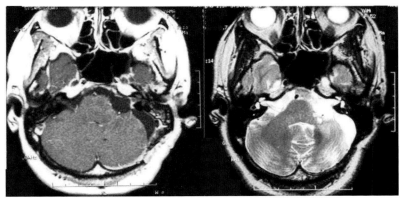
図5―16（上下とも）　左：術後3週間。右：術後約2年。腫瘍の再増大の兆候なし。

表5―14

Preop. Useful hearing (GR 1,2)	Postop. Useful hearing (GR1,2)	Postop. Hearing (GR 3,4)	Hearing preservation
67	30 (44.8%)	15(22.4%)	45/67 (67.2%)

Preop. Hearing (GR 3,4)	Postop. Hearing (GR 3,4)
42	26 (61.9%)

Preop. Hearing (GR 1-4)	Potsop. Hearing (GR1-4)
109	71 (65.1%)

Gamma Knife	Recurrence (30-years follow-up)
14/220 (6.4%)	0

3）手術成績

　鳥取大学では48例のATのうち有用聴力のあったのは7例であり，術後SDS>100％を示したのは4例57％であった。東京女子医科大学では113例のATのうち有用聴力を示したのは41例であり，SD.>100％は20例49％であったが，SDS.>75％を示したのが6例（15％）で両者を合わせると64％であった。

　鳥取と女子医大両者を合わせると48例中24例50％で有用聴力を保存できたが，SDS>75％を入れると30/48例62.5％となる。これをまとめたのが表5―14である。表5―15は文献上の諸家の成績でである。

　2004〜2005に内視鏡を導入して手術を行った症例のうち13例で術前有用聴力があり，そのうち8例では語音明瞭度>75％以上の聴力が保たれた（61.5％）。また他の4例では有用ではないが聴力が保たれたので，12/13（92.3％）で聴力が残されたと言える。また，2例では術前よりも聴力の改善を得た。

表 5―15

*Literature review of hearing preservation outcomes**

Authors & Year	No. of Patients	Approach	Class (%)	
			A	A & B
Koos & Perneczky, 1985	115	RS	—	78
Kemink, et al., 1990	20	RS	35.0	50
Fischer, et al., 1992	99	RS	10.0	16
Glasscock, et al., 1993	136	RS & MF	12.5	27
Haines & Levine, 1993	12	RS & MF	58.0	75
Dornhoffer, et al., 1995	93	MF	—	58
Post, et al., 1995	46	RS	0.4	33
Arriaga, et al., 1997	60	RS & MF	38.0	61
Samii & Matthies, 1997	140	RS	19.0	40
Brackmann, et al., 2000	333	MF	33.0	61
Holsinger, et al., 2000	47	RS & MF	26.0	43
Staecker, et al., 2000	30	RS & MF	37.0	50
present study	30	RS & MF	23.3	70

* MF = middle fossa; RS = retrosigmoid; — = not reported.

Hearing preservation in acoustic neuroma surgery: importance of adhesion between the cochlear nerve and the tumor. Moriyama T, Fukushima T, et al., J Neurosurg 97: 337-340, 2002 より引用。

顔面神経温存率（表5―16，5―17，5―18，5―19）

　鳥取大学での48例中，術中に顔面神経の切断が確認され神経吻合を行ったのが7例，形成外科で顔面神経の animation を行った症例が1例ある。女子医大での113例では術中吻合が6例，舌下神経との吻合術を行ったのが1例（悪性神経鞘腫で術後2年で死亡），形成外科での animation が1例である。即ち鳥取では8/48例16.7％で顔面神経の再建が行われ，女子医大では8/113，7.1％で再建が行われた。全体では16/161（9.9％）であった。神経縫合の予後はかなり良く術後1.5年でほぼ H-B グレード2～3に回復する（イタリア Piacenza にて Sanna 教授の手術を見学した時，顔面神経を簡単に切断し断端を合わせてグルーで糊着し骨膜で包み込み，これで良いのだと言われてびっくりした事が有るが，腫瘍に癒着した部分を残すよりも，障害されていない部分の神経断端を再生させた方が案外奇麗な神経機能が回復するのかもしれない）。腫瘍の再発であるが，161例中6例3.7％に再発が見られた。1例は悪性，聴力温存のために腫瘍の除去が甘く再発したのが2例で1例は再手術で全摘，1例はガンマナイフ，また他の3例では内耳道内に再発が見られたためにガンマナイフを行っている。

　ガンマナイフと手術例との比較では，GK で102例では腫瘍のコントロール率は97％（99/102），聴力低下が30/102: 29.4％，顔面神経麻痺（H&B Ⅲ以上）5.9％（6/102）。三叉神経障害10.8％（11/102），水頭症9.8％（10/102），悪性転化例は無い。

　マイクロ外科では腫瘍コントロールレートは96.3％（155/161），聴力低下37.5％（15/41serviceable hearing），顔面神経麻痺9.9％（16/161），三叉神経障害無し，水頭症3/161（1.9％），悪性転化1例である。

　これらの成績を単純に比較はできないが，水頭症，三叉神経障害はガンマナイフに多く，顔面神経と聴力低下はマイクロ外科にやや多いが有意差は無い。

表5—16 顔面神経の温存率をまとめた表

Facial Nerve	Tottori University N=48	Tokyo Women's Medical University N=172 preop, HB 4:3, 5:2, 6:5 (other inst. Op 4 cases)
Intraoperative anastomosis	7 cases	6 cases
Anastomosis with Hypoglossal nerve	0	2 cases (1case : malignant schwannoma)
Plastic surgery	1	1
%	8/48(16.7%)	9/172(5.2%)

Complete tumor removal was achieved in 98% of patients. Anatomical preservation of the facial nerve was possible in 98.5% of patients. In patients treated for tumors with extension Classes T1, T2, and T3, the rate of facial nerve preservation was 100%. By the last follow-up examination, excellent or good facial nerve function had been achieved in 81% of the cases. By at least 1 year postsurgery, no patients had total facial palsy. In the patients with preserved hearing, the rate of anatomical preservation of the cochlear nerve was 84%. The overall rate of functional hearing preservation was 51%. There was no surgery-related permanent morbidity in this series of patients. Cerebrospinal fluid leakage was diagnosed in 2% of the patients. The mortality rate was 0%. Improved preservation of hearing and facial nerve function in vestibular schwannoma surgery via the retrosigmoid approach in a series of 200 patients MADJID SAMII, M.D., PH.D. et al., J Neurosurg 105: 527-535, 2006.［Samic 教授の手術成績］

表5—17 右聴力（-）の左聴神経腫瘍手術

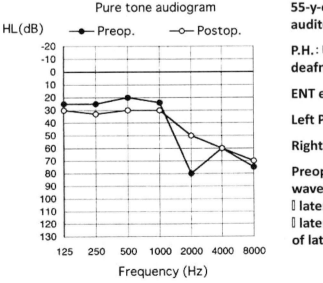

Fig.1 Preoperative (closed circle) and postoperative (open circle) pure tone audiogram showed the preservation of left hearing.

表5—18

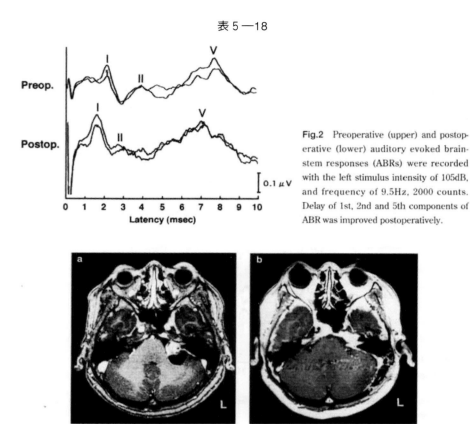

Fig.2 Preoperative (upper) and postoperative (lower) auditory evoked brainstem responses (ABRs) were recorded with the left stimulus intensity of 105dB, and frequency of 9.5Hz, 2000 counts. Delay of 1st, 2nd and 5th components of ABR was improved postoperatively.

Fig.3 a: Preoperative gadolinium-enhanced T1-weighted magnetic resonance image revealed left cerebellopontine angle tumor with cystic component. b: Follow-up gadolinium-enhanced T1-weighted MRI revealed no tumor recurrence.

表5—19

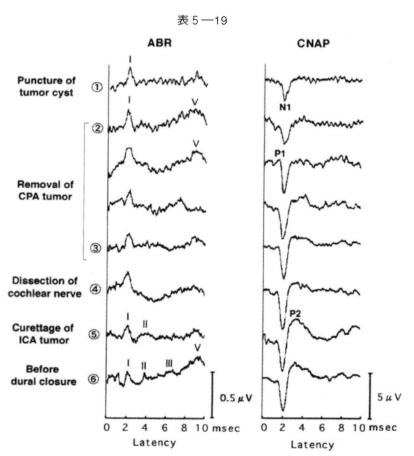

Fig.4 Intraoperative recording of ABR and CNAP indicated the appearance of CNAP-P1, P2 and ABR-II〜V waves during the subcapsular resection of tumor. (モニタリング ABR, CNAP が大事である)

4　下垂体腫瘍

1）下垂体腫瘍の分類

① Knospの分類。

Knosp（オーストリア人）（93年）の下垂体腫瘍のMRI冠状断分類である。

Pituitary adenomas with invasion of the cavernous sinus space: A MRI classification compared with surgical findings. Knosp E, Steiner E, Kitz K, Matula C, Neurosurgery 33: 610-618, 1993

これらの腫瘍のうち，当然，グレード値が高いほど，腫瘍が大きく，進展度が高いのである（図5―17a）。

次にホルモン産生下垂体腫瘍の内分泌学的診断と術後の内分泌学的治癒の判定について，東京脳神経センター病院内分泌科　小野昌美，三木伸泰両博士の最新（2017）の基準を示す（表5―20）。

図5―17a

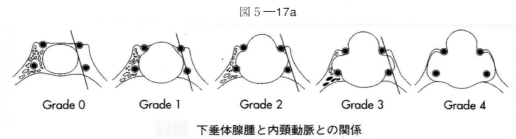

下垂体腺腫と内頸動脈との関係
grade 0：腫瘍が内頸動脈の内側の接線を越えないもの．
grade 1：内側の接線は越えるが，中心線は越えないもの．
grade 2：中心線は越えるが，外側の接線は越えないもの．
grade 3：外側の接線をも越えるもの．
grade 4：内頸動脈を巻き込んだもの．

表5―20―①
ホルモン産生下垂体腺腫の内分泌学的診断と術後の内分泌学的治癒の判定　（小野昌美，三木伸泰）

	内分泌学的診断*
GH産生腺腫	1) 血中GHおよびIGF-Iの高値（年齢性別基準値を考慮） 2) 75gブドウ糖負荷試験のGH底値 <0.4 ng/ml に抑制されない
PRL産生腺腫	1) 血中PRL基礎値の持続的高値（2～3回測定） 　　　ミクロ腺腫≧50 ng/ml、マクロ腺腫≧200 ng/ml 　　　TRHなどを用いる各種　負荷試験は不要 2) 高PRL血症を起こす薬物使用や他の疾患の除外
ACTH産生腺腫**	1) 血中cortisol 正常～高値、ACTH ≧10 pg/ml、 　　深夜(23~24時)血中cortisol ≧5 µg/dl 　　24時間蓄尿の尿中遊離cortisol の高値 2) 低用量0.5mgデキサメサゾン抑制負荷試験で負荷後cortisol ≧5 µg/dl 3) 高用量8 mgデキサメサゾン抑制負荷試験で負荷後cortisol 前値の1/2以下に抑制 4) CRH負荷試験にてACTH反応>1.5倍（異所性ACTH症候群との鑑別） 5) DDAVP負荷試験にてACTH反応>1.5倍（偽性クッシング症候群との鑑別） 6) 下錐体・海綿静脈洞サンプリングで、ACTHの中枢血/末梢血比>2 　　　　CRH負荷後ACTHの中枢血/末梢血比>2
TSH産生腺腫	1) T3、T4が軽度高値　にもかかわらずTSHが抑制されていない（SITSH） 　　　　　　　　　　　　　　　　　　（TSH 正常～軽度上昇） 2) T3抑制試験にてTSHの抑制なし

表5—20—②

	術後の内分泌学的治癒の判定
GH 産生腺腫	国際的統一基準 1) ブドウ糖負荷試験の GH 底値< 0.4 ng/ml に抑制 2) IGF-I 値の正常化（術後6〜12週）
PRL 産生腺腫	国際的な判定基準はないが、私案では下記の3項目が3年以上持続 1) PRL 正常化 2) 性腺機能低下回復（女性では排卵性月経周期回復） 3) 造影 MRI で腫瘍が消失し、再発を認めない
ACTH 産生腺腫**	国際的な判定基準なし。 東京女子医大の手術症例から得た成績では 1) 術後1週間の血中 cortisol　基礎値< 2μg/dl 2) 術後1週間の血中 ACTH 基礎値が感度以下（必須） 3) CRF 負荷試験にて cortisol 無反応（負荷後の cortisol 頂値< 3.5 μg/dl ）
TSH 産生腺腫	国際的な判定基準はないが、私案では 1) 術後 TSH は正常化、ないし正常範囲内で低下 2) fT3, fT4 は正常下限未満に低値

* MRI で下垂体腺腫が同定され，かつ，内分泌学的診断が加われば診断は確定的となる。

** 第1〜3）項と「MRI による下垂体腺腫の同定」を満たせば，診断はほぼ確定的である。下垂体腺腫の同定できない場合には第6）項の検査を施行し異所性 ACTH 産生腺腫の鑑別を行う。第4，5）項の検査も鑑別診断に有用である。

GH 産生腫瘍の治癒基準

Cortina consensus が有名である。簡単に記載すれば Nadir<1ng/ml, normal IGF-1（age, sex matched）である。GH 産生腺腫は治療しない限り，本症の生命予後は不良である。

死亡率は，未治療では一般人口の約2〜3倍と高く，平均寿命は明らかに短い。死因として重要なのは，脳・心血管障害と悪性腫瘍である。

治療法の進歩により本症の生命予後は確実に改善しつつある。治療後の血中 GH 値が 2.5 ng/ml 以下に低下した症例では，死亡率も一般人口と差がないことが報告されている。

鹿児島大学有田和徳教授によると，GH 産生腫瘍の術後の内分泌学的治癒の判定は表5—22の様にブドウ糖負荷試験の GH 底値 <0.4ng/ml とコルチナコンセンサス <1ng/ml よりさらに厳しくなっているが，最近の論文や有田先生自身の GH 産生腺腫の成績ではコルチナコンセンサスの方が実際の症例の手術成績とマッチしており GH<0.4ng/ml では却って GHD の症例が増加しているという報告が最近目につくとのことである。

また，最近は内視鏡のみの経鼻手術がポピュラーであるが，手術成績は顕微鏡手術の時代と殆ど変わらなく，手術合併症は依然として内視鏡手術の方が有意に高い事実が指摘されている。筆者は内視鏡併用顕微鏡手術を女子医大時代から行ってきたが，learning curve があり，the more the better ではあるが，顕微鏡と内視鏡併用の手術が良いと現在も思っている。但し，内視鏡使用の比率は特に拡大蝶形骨法を用いるような症例では上昇している。また，筆者は鞍底の形成を硬膜縫合で行い，術後の髄液ドレナージは用いずに対処しているが，脂肪付着の筋膜などをサンドイッチ法で形成して髄液ドレナージを行う方法を推奨する術者もいる。縫合法と他の鞍底形成法との優劣も長期成績から判定するのが妥当であろう。

②アプローチ

経蝶形骨洞アプローチ Transsphenoidal approach TSR

被膜外摘出術テクニックはまず，名古屋大学の桑山先生が提唱した概念であるが，我々はこのテクニックを取り入れて，治療成績の向上を得，Neurosurg Research 誌に 2005 年報告した，アメリカの Oldfield もこのテクニックの重要性を J Neurosurg 誌に翌年発表した（Surgical removal of growth hormone-secreting pituitary adenomas with intensive microsurgical pseudocapsule resection results in complete remission of acromegaly. Kawamata T, Kubo O, Hori T. Neurosurg Res 28:201-208, 2005. Development of a histological pseudocapsule and its use as a surgical capsule in the excision of pituitary tumors. Oldfield EH, Vortmeyer A. J Neurosurg 104:7-19, 2006）.

腫瘍被膜を術中に同定し，被膜と正常下垂体組織とを剥離しながら腫瘍を被膜ごと摘出すると手術成績が一段と向上する．正常の下垂体機能の障害は被膜下手術と同等である．

2）開頭法：AIH で行う。

下垂体腺腫に対する開頭法による治療（図 5—17，5—18，5—19）

本例の様に腫瘍が外側に進展していて，内頸動脈を越えている大きな腺腫では AIH で手術を行うのが得策である．

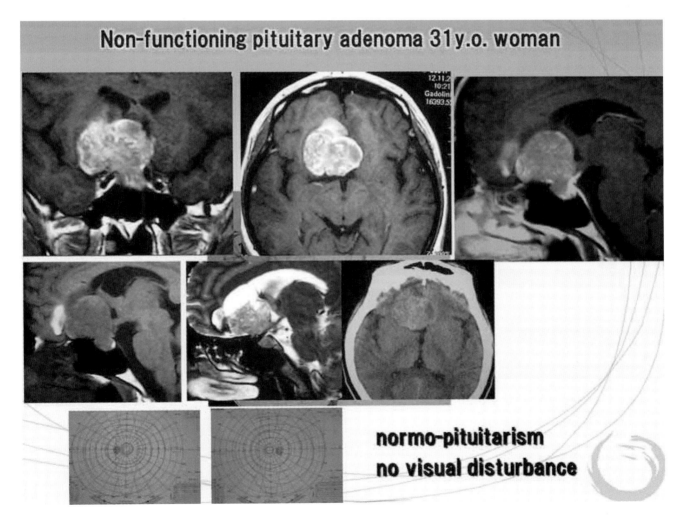

図 5—17

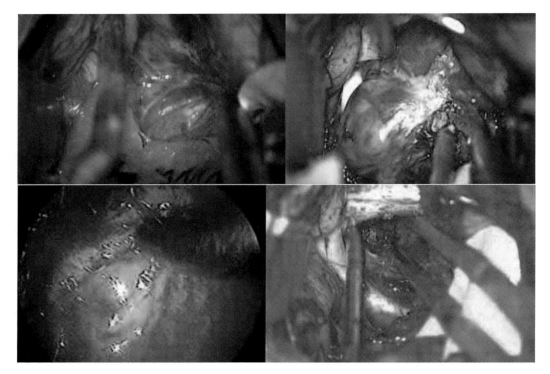

図5−18　右AIHでまず，左腫瘍の被膜を周囲から剥離する。右上は左被膜と前頭葉の剥離を進めている。さらに腫瘍を取り除き，右の腫瘍外側被膜を捉え，前頭葉との剥離を進めた。鞍隔膜より上方の腫瘍は全摘出し下垂体茎を同定，これから内視鏡（左下）で腫瘍の被膜と周囲との剥離を進め右下のようにマイクロで鞍結節下残りの小腫瘍を全摘。AIHでは特に周囲の構造物との癒着も無く手技としては比較的楽に安全に全摘出可能であった。特に視床下部の前壁と被膜の剥離は非常に容易である。

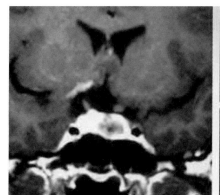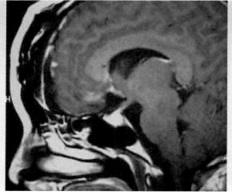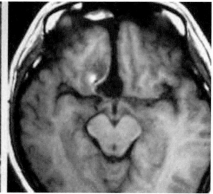

図5−19　術後全摘出が確認された

近年，内視鏡のみの拡大蝶形骨洞法が流行りだが，最近（2017年）non-functioning adenomaの手術後腫瘍の再発はないが術後10年以上経過して髄液漏が突然誘引なく起こり，他院で一応修復を行なったが，再発し当院で再度手術を行なった症例を経験した。拡大法が必要な症例は限定症例であり，開頭法で完全に除去できる本例のような場合に経鼻手術を行うことは厳に慎むべきである。内視鏡の解像度，操作性はHDを用いてでも顕微鏡には叶わないと筆者は考えている。また，経鼻と開頭法の同時併用も本当に必要な場合に限って行う必要がある。

3）手術成績

　この仮性被膜外の摘出を行った30例とそのような摘出を行わなかった18例を比較して見ると，その違いは有意に被膜外摘出法が優れており，下垂体機能の障害は両群で差が無かった。筆者が1998年に女子医科大学に赴任して以来，2009年2月までに第三脳室およびその近傍の腫瘍の外科治療例は，下垂体腺腫524例，ラトケのう胞120例，頭蓋咽頭腫98例，髄膜腫34例，視床下部グリオーマ22例など857例の外科治療が行われた。下垂体腺腫では原則として一側経鼻経蝶形骨洞アプローチにて手術用顕微鏡および内視鏡を使用して手術を行ってきた。また頭蓋咽頭腫では98例のうち，一側経鼻経蝶形骨洞アプローチを使用した症例もあるが，腫瘍が第三脳室に主座を占める場合には前大脳半球間裂経終板アプローチ（AIH）を使用して，全摘を目指して手術を行ってきた，また視床下部グリオーマについてもAIHを用いてnearly total removal手術を行ってきた。下垂体腺腫のうちGH産生腺腫（アクロ）は治癒判定基準（コルチナコンセンサス）が確立されており，手術成績の向上を判断するのに最適であり，今回TSRの手術上達を判断する材料とした。1998年から2008年の10年間に経験したGH産生腺腫134例のうちKNOSPグレード0, 1, 90例の手術成績を1）98年〜01年（33例），2）02-05（30），3）06-08（27）の三期に分けて，治癒基準に合致する％で検討した。1）期では47.1%，2期76.7%，3期100％であった。またKNOSPグレード2〜3（26例）でも1)+2)期33.3%，3期75％と向上していた。また1)，2)，3)期で正常下垂体機能低下率も含めた合併症には有意の差は認められなかった。AIHを用いた12例の視床下部グリオーマでも亜全摘率は90％で手術死亡は無く，2例で遺残腫瘍の増大が見られたが，10例では化学療法も放射線治療も行わずに経過中腫瘍の再増大は無かった。下垂体腺腫・頭蓋咽頭腫・視床下部グリオーマでの手術時腫瘍と正常組織のインターフェースを把握して，前2者では腫瘍（仮性）被膜外全摘出を，視床下部グリオーマでは亜全摘を手術方針とした（表5—21）。

表5—21　GH adenomaの手術成績（横軸はKnosp分類，縦軸は治癒率）

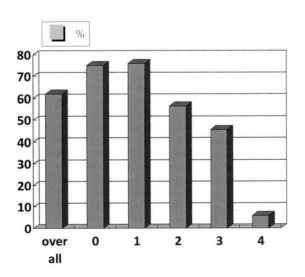

全体で61.9%，Knosp 0:75，1:76，2:56.3，3:45.5，4:5.9%

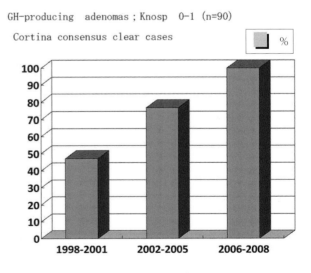

1998〜2001:47.1，2002-2005:76.7，2006-2008:100%

3期での手術成績の向上の原因を考察すると成績向上の要因として，内分泌内科と緊密な連絡を取り，すべての手術例の術前術後のホルモン検索および合併症を内分泌内科医に分析してもらっていることが挙げられる。すなわち，脳外科医が手術成績を判定するのではなく，厳密な客観的な判定をしてもらうことにより，厳しく自分の手術手技にfeedbackする。

①摘出標本を組織学的に検討し，仮性被膜外摘出が手術成績の向上につながる事を確認し被膜外摘出を可及的に行う（山田先生の10分おきの迅速標本を手術場で作製・診断システムを当院でも今後導入することになり，成績も向上すると思われる）。
②顕微鏡と内視鏡の利点をフルに生かして，徹底的全摘を行うなどがあげられる。
③画像の進歩，手術機器の進歩も手術成績向上の大きな要因ではあるが，上記の要因が手術上達に関連していると思われる。今後の課題はKNOSP-high grade症例でも手術成績を向上することである。

Knosp Grade ⅤのGH産生腺腫

本例は岡山の眼科医の紹介で女子医大に来られた患者であるが，可及的に腫瘍を摘出した後に，海綿静脈洞に腫瘍が残存しているので，ガンマナイフを照射したところ，治癒に至らしめる事が可能となった症例で，術後5年経過してもコルチナ治癒基準を満たし，治癒と判定した（図5—20, 5—21, 5—22）。

その後もコルチナコンセンサスを充足し，MRI，臨床症状も再発を全く認めていない。

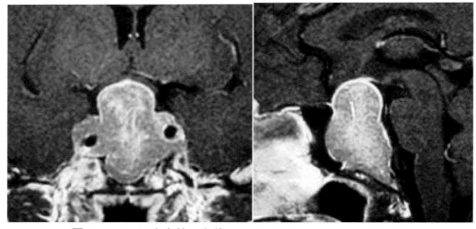

図5—20　34歳女性，術前GH: 16.5 ng/ml, IGF-1: 467 ng/ml

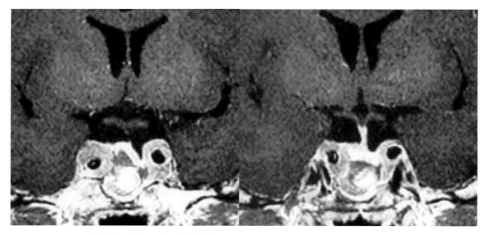

図5—21　TSR術直後GH: 5.5 ng/ml, IGF-1: 444 ng/ml

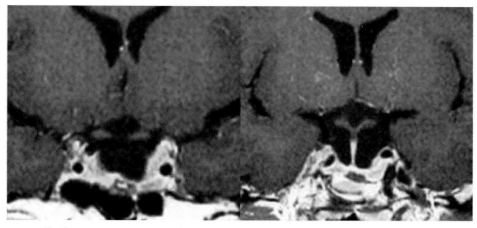

図5—22　γ-knife 後（marginal dose：25Gy），1 year after γ-knife75g OGT nadir: 0.4 ng/ml，IGF-1: 110 ng/ml となりコルチナ基準を充足。

5　側脳室内腫瘍

1）側脳室内腫瘍の分類

1987年より2008年までに筆者の個人的手術経験数は鳥取大学で6例，東京女子医科大学76例で合計82例である。

① Central neurocytoma 神経細胞種

この中で central neurocytoma が16例で単一の組織型としては最多である。神経細胞種は下記の特徴があげられる。

発生部位：1側の側脳室の前半部に限局するものが半数以上で，左が右の2倍。側脳室と第三脳室に跨る腫瘍は15%，両側に存在するものは13%，第三脳室に限局するものは3%である。透明中隔の灰白質の神経細胞層の granular neuron から発生すると推定される。一方，腫瘍摘出時の腫瘍付着部位からは側脳室や第三脳室のあらゆる脳室壁から発生することが推定されるので subependymal plate の germinal zone より発生するとも考えられている。また最近では Neurocytoma is a tumor of adult neuronal progenitor cells. Sim FJ, et. al. J Neuroscience 29:12544-12555, 2006. という考えがある（The ventricular wall of the human forebrain ventricles harbors a persistent pool of neural stem cells that remain mitotic throughout life. NC might arise by the transformation of neuronally biased, transit-amplifying progenitor cells of the adult subependyma.）。

患者平均年齢29歳。46%は20歳代に発症し，76%が20〜40歳までに発見されている。

T1 iso, 多数の小嚢胞を有し，また石灰化巣も見られる。腫瘍は造影効果があり腫瘍とモンロー孔と周囲の脳室内静脈との関係が描出される。T2 slight high 桃白色で軟らかく，吸引管で容易に吸える。石灰化があればザラザラの固い塊として摘出される。ほぼ均等の丸い核を持つ小型の細胞が敷石状に並ぶ良性の腫瘍像，細胞間には毛細血管が散りばめられている。まれに Homer Wright rosette 様の細胞配列，また ganglioma cell を認めることもある。細胞体は壊れやすく，明るく抜けて見え，核周囲明瞭体を有する細胞郡から構成されると乏突起膠腫に類似してくる。MIB-1 LI > 2 %で63%が再発するとの報告がある。腫瘍摘出後の MRI で残存腫瘍があれば組織像や LI の如何に関わらず，放射線治療をしておくことが予後

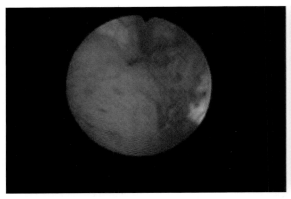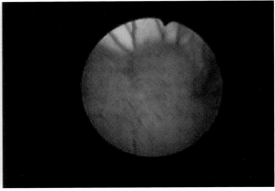

図5―23　神経細胞腫の内視鏡像

を良好にする。この事実は一般的コンセプトであるが，筆者の経験は異なる。アプローチの項に述べたように，術者として全摘が確認された場合には放射線治療を考慮せずに MRI で追跡してみると，術直後の増強効果は消失する事が殆どでその後再発は無い。鑑別診断は oligodendroglioma; clear cell ependymoma, Neuroblastoma（幼児脳室内腫瘍，核分裂像，壊死，Homer Wright Rosette），極めてまれなモンロー孔付近に発生した ganglioglioma がある（図5―23）。

２）アプローチの選択

Interhemipsheric Transcallosal Approach にて手術を行う事が多いが，まれには内視鏡のみにて治療を行う。ITA については既にアプローチのところで述べたので，ここでは内視鏡手術について述べる（図5―24, 5―25, 5―26, 5―27, 5―28）。

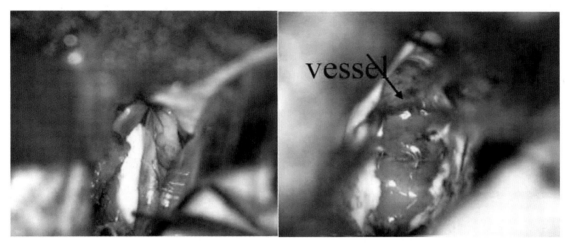

図5―24　ITA による subependymoma の手術。腫瘍の性状は Whitish-gray, Gelatinous, Hypovascularity, Calcification と形容される。

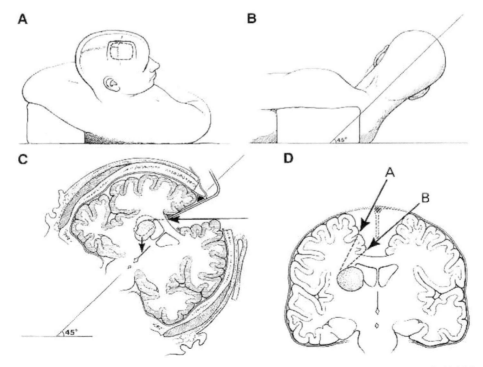

図5―25　ITA の変法：Contralateral approach（Lawton et al. Neurosurgery, 39:1996.729-735）健側を下にして，大脳鎌を利用して，脳梁を切開，側脳室あるいはその近傍の病変にアプローチする。場合によっては非常に合理的なアプローチとなる。

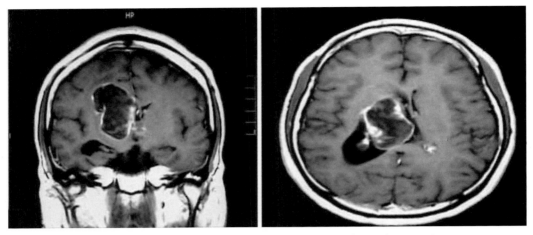

図5—26 ITA+ Endoscope（Epidermoid の手術に応用した）

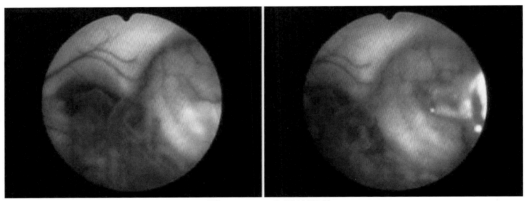

図5—27 内視鏡所見

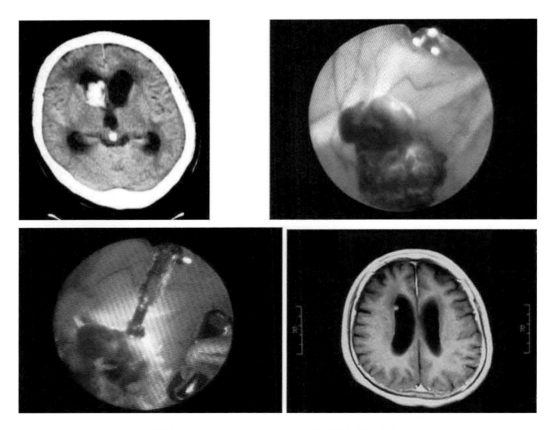

図5—28 Endoscope only （上川博士による）

表5—22

TABLE 3. Summary of the Three Published Cases of Central Neurocytoma Treated with Radiosurgery[a]

Series (Ref. No.)	Age (yr)/Sex	Time between Surgery and Radiosurgery (mo)	Type of Radiosurgery (GKRS versus LINAC)	Dose (Gy)	Radiographic Follow-up
Maruyama et al., 1999 (36)	26/F	NS	LINAC	24	No change in tumor size at 6 mo
Kim et al., 1996 (28)	NS/NS	8	NS	NS	Tumor shrinkage observed at 6 mo
Schild et al., 1997 (54)	NS/NS	NS	GKRS	15	No change in tumor size at 13 mo

[a] GKRS, gamma knife radiosurgery; LINAC, linear accelerator; NS, not stated.

出所：Anderson: Neurosurgery, Volume 48（6）.June 2001.1231-1238.

2）手術成績

自験82例のITAアプローチで術後の難治てんかんの発生，片麻痺，言語障害，明瞭な脳梁離断症候群などは起きていない。最も多い16例の神経細胞種でも3例に放射線治療を行っている（1例目における全脳照射，14；15例目のガンマナイフ）が，他の13例では放射線治療は行わず，再発無く現在まで経過している。グリオーマGrade Ⅲの脳室内腫瘍では術後3年後に腫瘍の増大傾向を認め，GK治療で腫瘍の著明な縮小を見た（表5—22）。

6　脳底動脈瘤

1）分類

clinoidal line より上，下にある場合それぞれ工夫が居るが，側頭下アプローチはいずれの場合も有用である。

2）アプローチの選択

脳底動脈瘤のクリップは原則として側頭下アプローチで行う。

3）症例

《症例1》52歳女性，他院にて内頸動脈瘤を右pterional approachにてクリップした際に，未破裂脳底動脈瘤をついでにクリップしようとして発生した仮性動脈瘤（図5—29）。

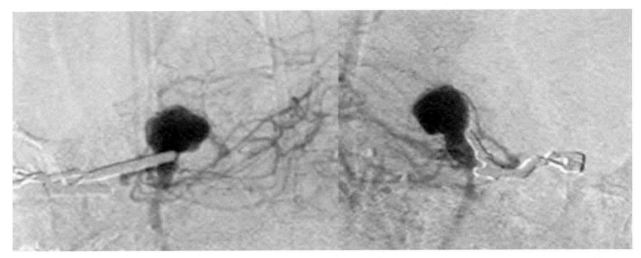

図5—29 未破裂内頚動脈瘤のクリップ後，未破裂脳底動脈瘤のクリップの際に術中出血（5000ml），2本の超ロングクリップでようやく出血が止まったが，術後血管撮影で仮性動脈瘤が形成されたことが判明，血管内治療は不適当という血管内治療医の判断があったために，右側頭葉切除を行い，脳底動脈本幹を上小脳動脈と後大脳動脈の間でクリップし，術後の追跡で仮性動脈瘤は消失，後遺症無く退院した（上）。術後の血管撮影2本のクリップは外さず，上小脳動脈の遠位部にクリップがかかっている。両側後大脳動脈は後交通動脈から造影されるが，動脈瘤は造影されない（下）。

《症例2》27歳の女性，クモ膜下出血で発症。某院に入院したが，治療困難と判定された。女子医大に転送された，血管撮影では後床突起より1cm以上低位に頚部がある脳底動脈瘤が認められた。側頭下アプローチにて脳底動脈にtemporary clipをかけて，動脈瘤をクリップした。側頭下アプローチでも頚部が低く，近位部のネックはブラインドの状態であったが，後方へ向かう穿通枝は十分に把握できた。ライカ顕微鏡助手の方が頚部と穿通枝の位置関係が把握可能であり，助手の接眼レンズで十分に観察してから，助手に穿通枝を外してもらいクリップをかけた（図5—30）。

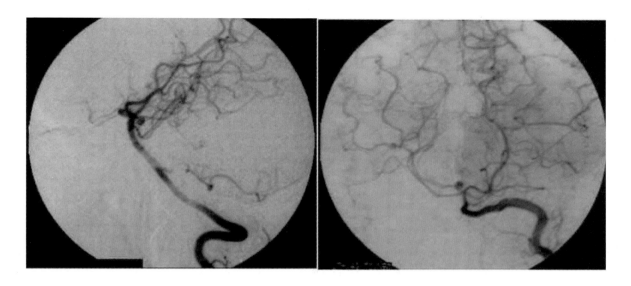

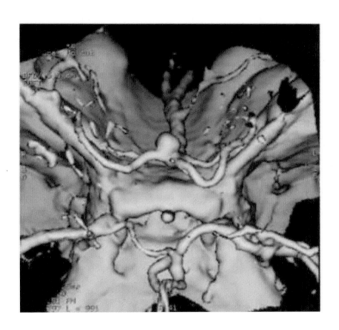

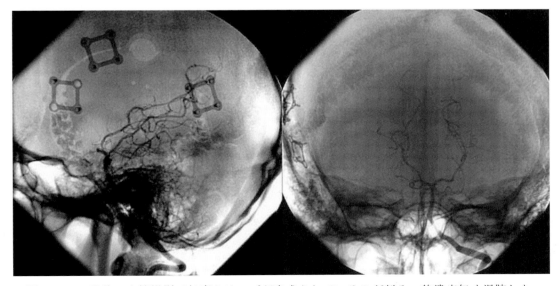

図5—30 術後の血管撮影で無事クリップが完成されているのが判る。後遺症無く退院した。

3）手術成績

手術成績を論じるほど多数の脳底動脈瘤の手術を行っているわけではないが，少なくとも側頭下アプローチでは手術成績は全例で GR である。

7　脳底動脈幹動脈瘤

1）分類

脳底動脈幹の分類は特に定義はないが，アプローチを選択する時に重要なのは動脈瘤の頸部の位置と外耳孔（内耳孔でも良いが血管撮影では内耳孔の位置は判りにくい，骨を入れた 3DCTA では内耳孔の方が判りやすい）との関係である。内耳孔よりも頸部が上にある場合には側頭下アプローチでクリップ可能であるが，内耳孔よりも下方に頸部がある場合には側頭下アプローチではクリップ困難であり，transcondylar approach などが必要になる。従って動脈瘤の頸部の高さで分類すれば手術アプローチの選択にも有用である。最近では後頭蓋窩の動脈瘤の直達手術は殆ど行われていないが，時にはクリッピングが必要な事があり，若い脳外科医にも知識としてだけでも basilar trunk aneurysm management を知っておいてもらいたい。

2）アプローチの選択

我々の手術症例 17 例では。分類のところでも述べたように，内耳孔と動脈瘤頸部との位置関係でアプローチを選択するが pterional はあまり推奨できない。

《症例 1》

20 歳の女性，くも膜下出血と右片麻痺で発症，血管撮影では脳底動脈の解離性動脈瘤を思わせる所見であり，前述のごとく筆者の初めての脳底動脈幹の動脈瘤であった。当時側頭下アプローチは，殆ど経験が無く，Yasargil らの提唱する pterional approach しか知らなかった。後に考えれば beginner's luck であったのだろう。クリップは脳底動脈本幹にかかっており，結果的には Drake の提唱する Hunterian ligation になった。右麻痺は出現したものの回復し，その後自動車の免許もハンデイがあるものの取得したと聞いた。術前の血管撮影を示す（図 5―31，5―32）。

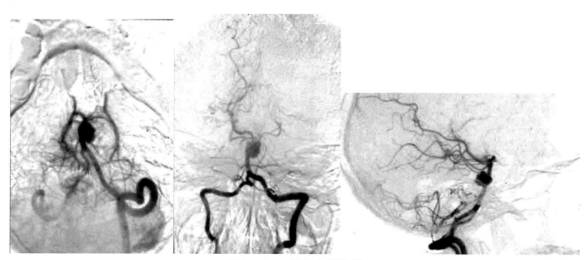

図 5―31　術前血管撮影

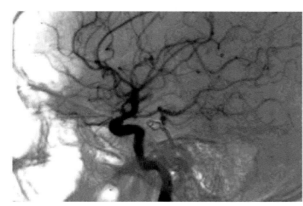
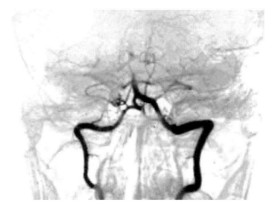

図5—32 術後血管撮影

　今考えても pterional/ subtemporal どちらが良かったのか判らない。丁度杉田教授がアトラスを出され，16歳ぐらいの男の子の basilar trunk aneurysm が提示されていたが，高位はやや異なるがこの症例とほぼ同じ形の脳底動脈幹動脈瘤で，現在でもこのような症例に遭遇した時に血管内治療でうまく治療が出来るのかはなはだ疑問である。

《症例 2》

　45 歳の男性，SAH で発症。脳底動脈の fenestration 部の左にできた破裂動脈瘤。1 回目の手術は左 subtemporal approach で，頚部をクリップしたと思ったが，術後の血管撮影で動脈瘤の遠位部の頚部にかかり，却って動脈瘤は増大した。動脈瘤頚部は丁度外耳孔のレベルにあり，presigmoid approach で 2 回目の手術を行い，術中破裂したが，乾坤一擲のクリップで動脈瘤をトラップして事なきを得た。術中の操作で左聴力は失われたが，その後社会復帰した。顔面神経麻痺は軽度に術後（HB2-3）出現したが，程なく軽快した（図 5—33，5—34）。

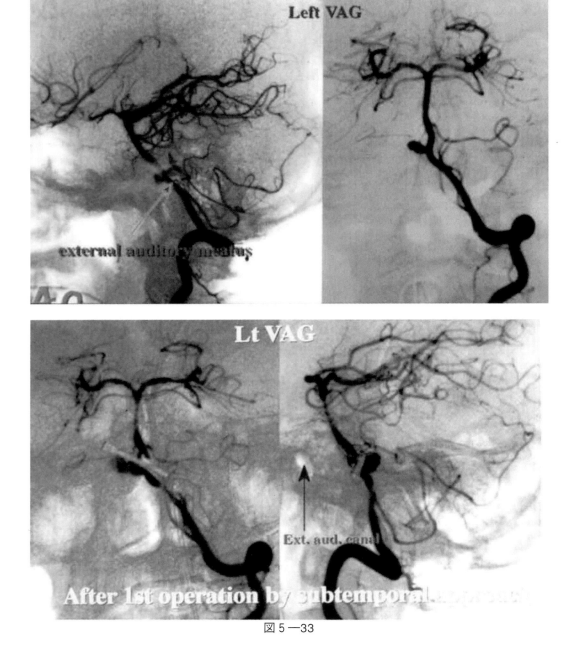

図 5—33

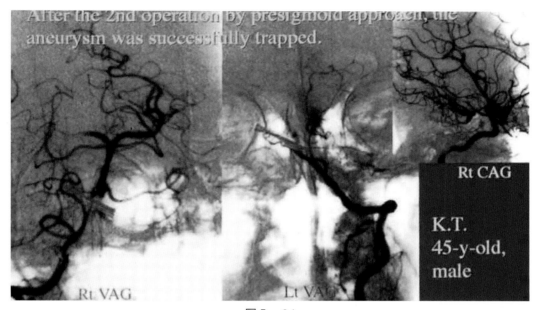
図5—34

3）手術成績

17例のうち12例がGR，MD 2例，SD 1例，D 2例であった。D例は出血例で術前グレード4の状態であり，手術死ではない。

8　動静脈奇形（AVM）

1）分　類

動静脈奇形の分類は最も有名なものはSpetzler-Martinの分類である（表5—23）。

最近ではAVMの手術は血管内治療やガンマナイフの進歩により減少しているが，側頭葉のAVMではてんかん発作のコントロールや出血の防止あるいは，出血発症症例の手術など，手術適応が少なくない。

筆者は現在までに42例の側頭葉AVMの外科治療の経験があり，代表症例を提示する。42例中Spetzler-Martinのgradeは表5—24のごとくである。

手術時の症候は，脳内血腫20例，てんかん発作17例，クモ膜下出血4例などである。左手術22例，右手術20例，男34例，女8例である。

表5—23

Spetzler-Martin Grading			Score
Size	< 3cm		1
	3cm≦	<6cm	2
	6cm≦		3
Eloquent	−		0
	+		1
Deep venous drainage	−		0
	+		1

表 5—24

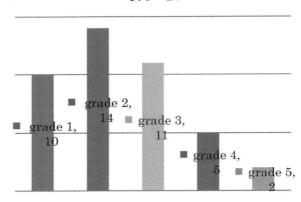

2）アプローチの選択

アプローチの選択は症例ごとによって異なり，最近では血管内治療が有効な場合，ガンマナイフが有効な場合などあるが，ここでは外科治療を中心に説明する。栄養動脈の手術早期のコントロールのために内頸動脈のコントロールが必要なために，Trans sylvian（pterional）approach or subtemporal or combined approachで手術を行う事が多い。

《症例1》

53歳の男性，突然の意識消失および右の片麻痺で発症した。

血管撮影では左側頭葉内側にAVMが見られ，大きさ，機能野，深部静脈などよりS—Mグレード4と判定された。CTでは左内側側頭葉〜側脳室を充満する血腫が認められる。

関連病院の症例であり，緊急手術を行った。左前頭側頭開頭，経シルビウス法にて血腫およびナイダス，AVMの全摘出が行われた。すでに片麻痺があるので未破裂AVM例とは異なり，前脈絡叢動脈も含めて栄養血管を凝固切断しながら血腫とナイダスの除去は比較的容易であった。術後はAVMの完全摘出が行われ，リハビリを行い，杖歩行までは回復したが，失語症の回復が思わしくなかった（図5—35，5—36）。

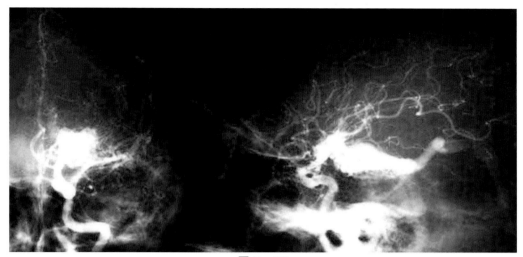

図5―35

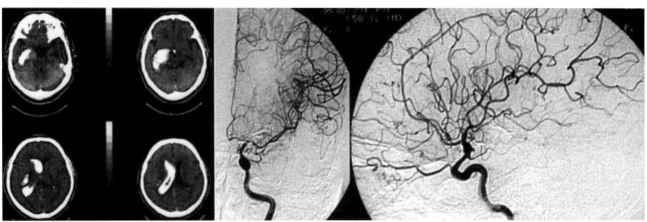

図5―36 術前のCT（左），術後の血管撮影（中），（右）前脈絡叢動脈は温存されているが，術前の出血で内包後脚が障害されていることと，失語症が社会復帰には障害となった。

《症例2》

左側頭葉AVM　29歳男性

11歳の時に最初の出血を起こし，部分摘出が行われた。29歳の時に再出血を起こした。右完全麻痺，右同名性半盲，意識障害，失語症：言葉は出るが流暢にはしゃべれない。大きさ，機能野，深部静脈への導出など，グレードは5と判定されたが，父親がこのまま保存的に追跡してもまた出血を起こし，社会復帰などは到底望めないので手術治療を希望した。手術はやはり2回に分けて第1回は栄養血管の処理を中心とした治療に留め，2回目に全摘出した（図5—37）。

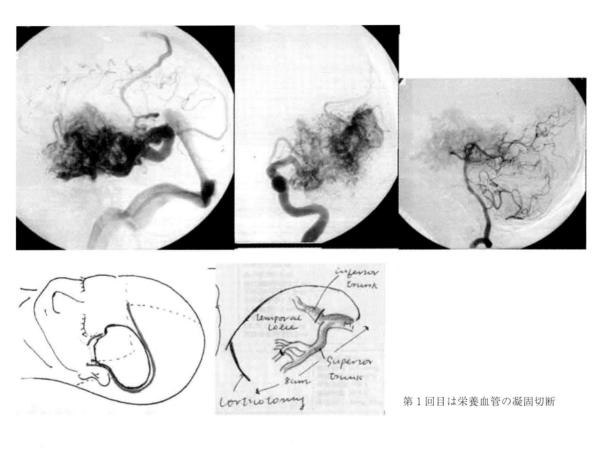

第1回目は栄養血管の凝固切断

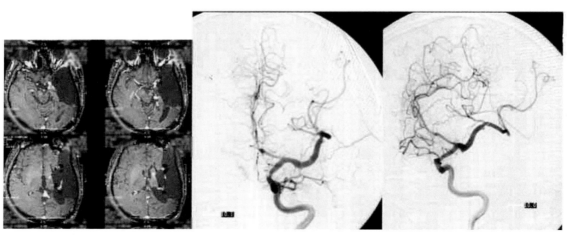

図5—37　左側頭葉の全摘出のような状態であったが，血管撮影で完全にAVMは消失している。術後歩行は可能，右上肢の使用はままならないが，会社に復帰して障害はあるが，出血の危険は無くなり，希望を持って働いている。

9　脳幹部海綿状血管腫 Brain Stem Cavernous Angioma（CA）

1）分　類
現在までに脳幹の海綿状血管腫は 35 例の手術例を経験している。我々は中脳の CA の経験が多い。

2）アプローチの種類
側頭下，後頭葉半球間裂アプローチ，上小脳テント下アプローチなどを疾患の局在に応じて使い分けているが，基本的には脳幹の表面に最も近い部位に対して接近することにしている。また血管腫の取り残しが無いように被膜外に出入する血管を丹念に凝固切断して被膜外摘出を基本的操作として行っている。AVM と異なり血管腫内には脳組織は存在しない。橋の CA に対して trans fourth ventricular approach がよく使用されていたが，最近 Bertallanfy は術後の VII, VI の障害を避けるため，lateral pontine approach を推奨している（表 5—25）。

表 5—25　35 cases of Brain Stem Cavernomas

Location	N	Approach
Midbrain Rostral	4	Transzygomatic, AIH, Subtemporal
Midrbain Center	1	Interhemispheric Velum Interpositum
Midbrain Caudal	7	Occipital Transtenotrial, Infratentorial Supracerebellar
Pons	14	**Parapontine** (Subtemporal~Suboccipital), Midline Suboccipital
Ponto-medullary	3	**Parafloccular**, midline suboccipital
Medulla	6	Midline suboccipital
Total	35	Until Oct., 2016

Parapontine, Parafloccular

Retromastoid approach for biopsy of brain stem tumors（Baghai P. 1982）

Infratrigeminal lateral window to pontine cavernous angioma（Ferroli, Broggi 2015）

Lateral transpeduncular approach to intrinsic lesions of the rostral pons（Spetzler 2010）

3）症例

《症例1》（図5—38，5—39，5—40，5—41，5—42a，5—42b，5—42c）

2005年より複視に気づき，某大学で検査を受け，脳幹部海綿状血管腫と診断されていたが，経過を追跡していた。

2008年1月より左眼瞼下垂が出現，また右の不完全片麻痺，右上肢に企図振戦が出現。某大学では手術は困難なのでガンマナイフ治療のために女子医大を紹介来院。MRI画像の分析の結果と，症状の進行性悪化，出血量の増大などより，外科治療となった。右後頭半球間経テントアプローチ（OTT）を選択した。

術前のMRI左に偏した中脳全体を占めるような海綿状血管腫で入院後再出血を来し，軽度の経眠傾向も出現。

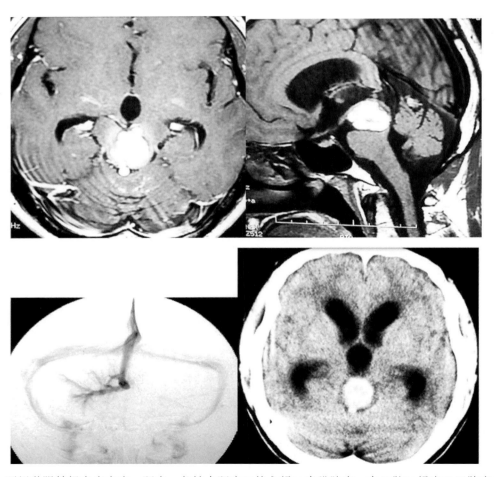

図5—38　両側動眼神経麻痺麻痺，頭痛，急性水頭症に伴う軽い意識障害，右に強い軽度の四肢麻痺でガンマナイフの為に当科外来に紹介されたが出血に伴って急速に増大した病変であり，水頭症も伴っているため，手術を行った（後頭半球間アプローチ　OTT）。

第5章 疾患別手術成績　143

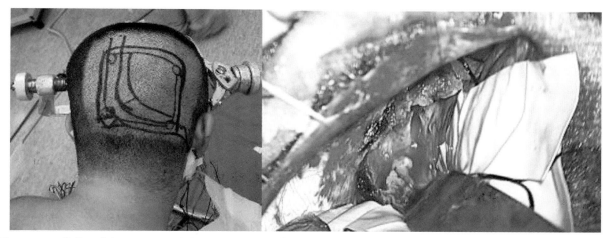

図5-39　体位，皮切，開頭，硬膜切開の予定図（左），開頭後大脳鎌〜テント（直洞）を視診しているところ。クモ膜を切離して髄液を吸引排除して脳を slack にする。

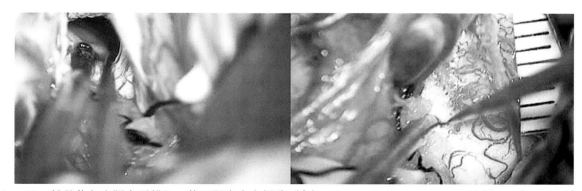

図5-40　松果体と中脳を剥離し，第三脳室内を視診（左），ついでオリエンテーションがついたので，右下丘の部分を切開して CA を探しているところ（右）左にある大きな静脈は右小脳静脈性血管腫からの導出静脈 (precentral cerebellar vein) である。

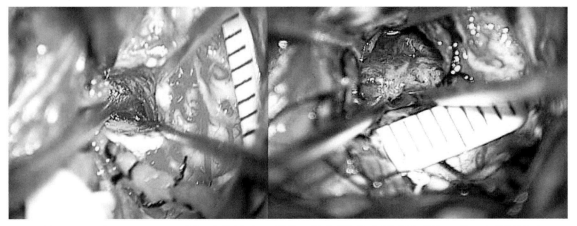

図5-41　約2mm の深さで CA に到達，周囲からの栄養血管を凝固切断を繰り返し，徐々に周囲から isolate.

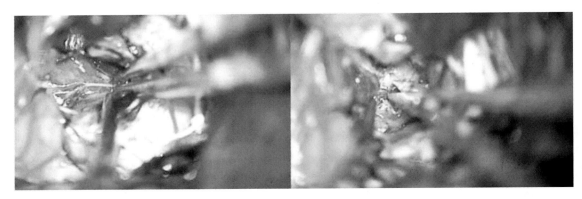

図5―42a　CAの左からも（左），右からも無数の栄養血管がCAに入っており，それを丹念に凝固，切離して，CAを完全に周囲から剥離した。

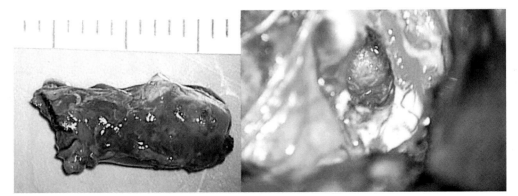

図5―42b　左はCA，右は全摘後のクモ膜の層でその前方にはpremesencephalic cisternが見える。

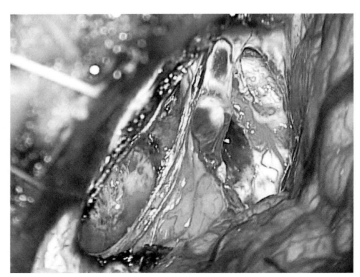

図5―42c　Culmen上のCA1の死腔，precentral cerebellar vein，その直下に中脳内のCA2摘出腔，上方にはガレン大静脈，脳底静脈などが見られる。術後3年経過するも再発や再出血は無い。両側動眼神経麻痺（左＞右）を残したが，他の症状は無く，術後プリズム眼鏡等の壮着で動眼神経麻痺をしのいでいる（両側障害では術後に眼球が上転しない，上眼瞼が下垂するなどの症状に悩まされる）。

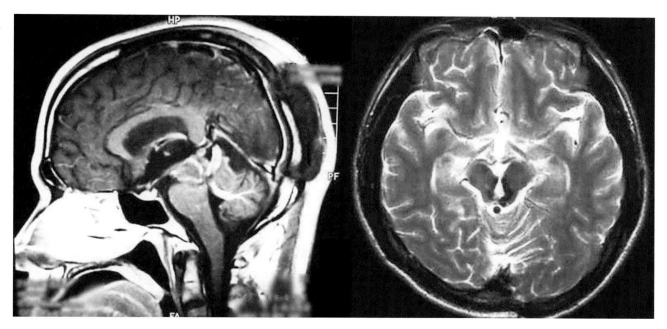

図5—42d 本例では venous angioma with abnormal draining vein がアプローチ中央左寄りにあったが，右OTTでこの病変には触らずに摘出操作が完遂できた．下左は術直後のMRIでCA摘出腔が造影されているが，この造影効果は程なく消失した．

《症例3》

心停止，呼吸停止で発症，延髄の CA の出血にて発症。

慢性期に後頭下アプローチ，第4脳室床正中切開で全摘，術後人工呼吸器からも離脱，家庭内歩行可，自力摂食／嚥下可，外出時は車椅子まで回復（図5—43，5—44，5—45，5—46）。

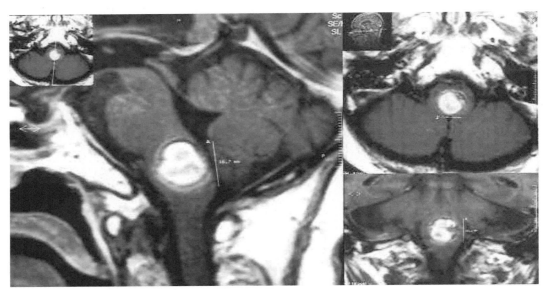

図5—43　術前 MRI, 延髄の CA.

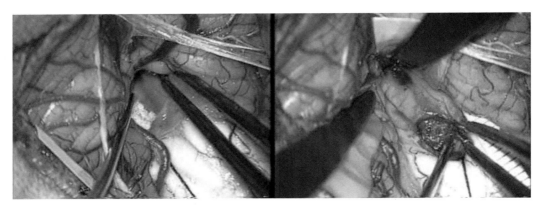

図5—44　midline suboccipital approach にて病変に接近，左は第4脳室の床がヘモジデリンで茶黄色に見えている。Obex の直上正中切開で病変に到達（右）

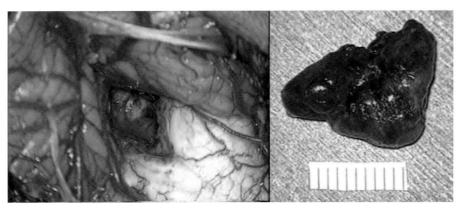

図5—45　左は全摘後の死腔を見せている，右は摘出病変。

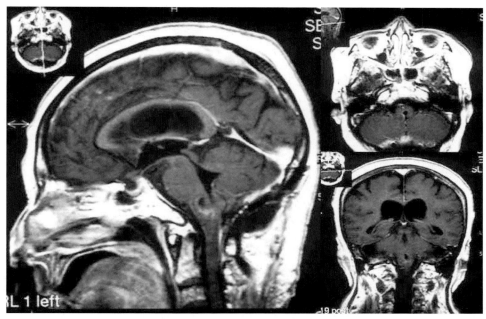

図5─46　術後のMRIで病変は全摘され，再発は無い

　術後2ヵ月の状態（図5─46，左）。確かに脳幹のCAを除去するには脳幹の一部を切断しなければ摘出することは現在のところ不可能である。特に動眼神経などの機能回復は著明なものではないが，出血発症例では再出血も多く生命の危機もあり，後遺症がどの程度回復するか長期追跡してみないと判らないが，手術で回復する機能も少なくない。手術では下位脳神経機能特に嚥下機能に関係する喉頭の動きを筋電図および内視鏡でモニターしながら摘出する事が望ましい（Continuous Laryngoscopic Vocal Cord Monitoring for Vascular Malformation Surgery in the Medulla Oblongata: Technical Note Neurosurgery 54: 232-235, 2004. Tamano Y, Hori T et al,）

10　血栓化巨大後頭蓋窩動脈瘤（図5─47，5─48，5─49，5─50）

　このような症例は女子医大にて17例経験した。分類，アプローチについては省略する。
　10例が術後excellent，1例good，4人が死亡，MD，SDが各1例であった。代表的な症例を提示する。

《症例》
　52歳の男性，失調性歩行の精査で橋・延髄前方に径5cm以上の病変が5年前に指摘されていたが，徐々に増大し，四肢麻痺，嚥下障害，易疲労性を主訴に手術となった（図5─47）。
　右外側後頭下アプローチ，S字型皮切を耳介後部に置き，S状洞後部に開頭を行った（図5─48）。

　術中の写真（図5─49）左上は右VAにクリップをかけ，動脈瘤を切開し，右上は血栓化した動脈瘤下半分を摘出，左下は動脈瘤から出ている遠位部の右椎骨動脈にクリップをかけ，上半分の血栓化動脈瘤を自由にしたところ，右下は全ての動脈瘤を全摘し，迷走神経，副神経などは温存した。術後四肢麻痺・嚥下障害は著明に改善し，独歩退院した。その他血栓化椎骨巨大動脈瘤をトラップのみした症例では，トラップ後も動脈瘤は増大し続け，結局再手術で全摘した，被膜への周囲からの栄養血管の増生が動脈瘤の増大の原因である事が示唆された。解離性動脈瘤の壁にある血管は必ずしも穿通枝であるとは限らず，動脈瘤壁を栄養する血管である可能性も否定できない。

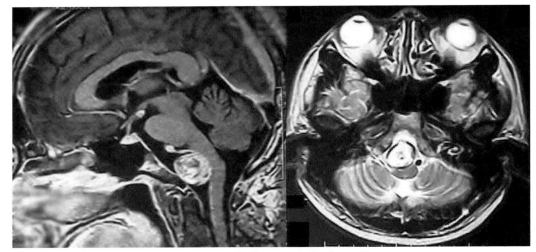

図5—47 術前 MRI 2000年12月

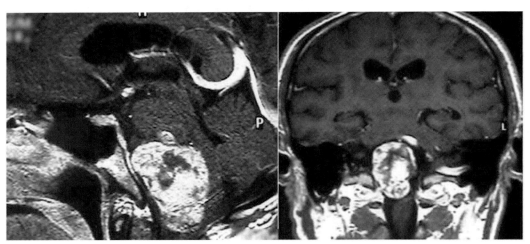

図5—48 2006年1月

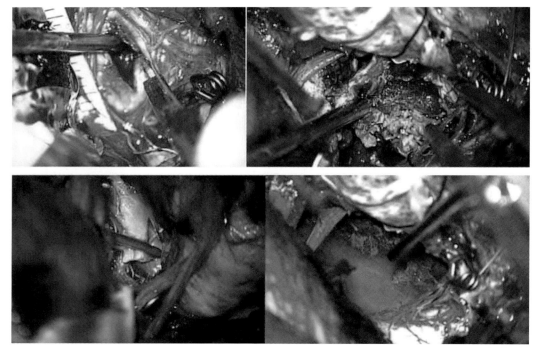

図5—49 術中所見

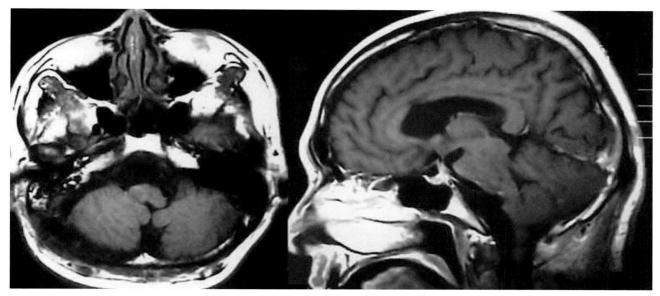

図5—50　術後 MRI　2006年5月

11　髄膜腫

1）分類
（WHO 脳腫瘍病理 2016）の教科書を参照。

2）アプローチの選択
　アプローチは腫瘍の部位に応じて最も妥当なアプローチを選択する。但し，昨今頭蓋底外科の手術のテクニックが報告されているが，例えば後頭蓋窩の大きな髄膜種の手術に presigmoid transpetrosal などの elaborate なテクニックは通常の場合殆ど必要ない。髄膜腫の場合最も手術摘出度を規定する要因は，腫瘍の出血性の有無よりも，腫瘍の軟らかさであると筆者は考えている。硬い腫瘍の場合全摘にこだわらなくても，栄養血管さえ処理すると術後年余に亘り，かなり大きな遺残腫瘍が存在しても患者の QOL は長期に亘って改善したままで useful life を送れている患者さんも少なくない。従って，筆者はたいていの髄膜腫では lateral suboccipital approach で満足のゆく結果を得ている（Samii らと同じ）

3）症例
①大孔部髄膜腫
　7例の同部位の髄膜腫を経験した。1.5 × 1.5 × 2cm の比較的小さなものでも対麻痺で発症する症例もあれば 4 × 3.5 × 2cm で大孔腹側にあり，片麻痺，尿失禁などの症状で発症したものもある。

《症例1》（図5—51, 5—52）
　39歳女性，右腕の異常知覚で発症，さらに歩行障害が出現した。左片麻痺を呈しMRIでは大孔の腹側にある 2.5x2x4cm の腫瘍が認められた。後頭下正中切開で開頭，C1 の後弓を切離，C2 の椎弓の上半分のドーム状のラミネクトミーを行い，全摘。術後一過性の嚥下障害が出現したが，約3週間で退院した。

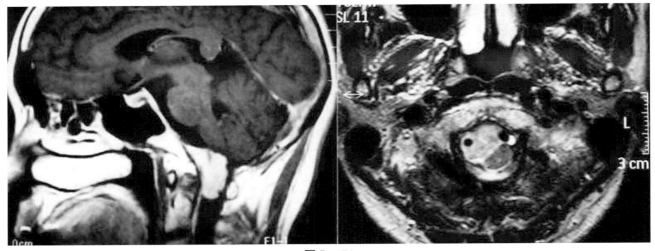

図5—51

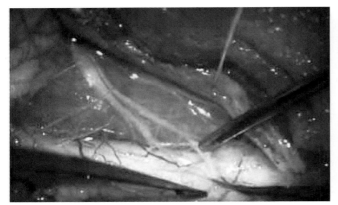
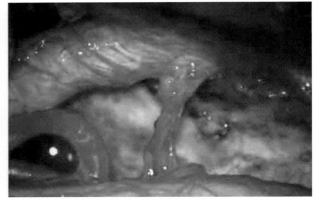

図5—52 右椎骨動脈を巻き込んでいるように見えたが，腫瘍が動脈を包み込んでいるだけだった．左椎骨動脈も腫瘍の左端に付着しているだけだった．腫瘍は比較的柔らかく（左），右椎骨動脈の腹側を中心に固い部分があり，そこが腫瘍の起始部と思われた．全摘後の術野（右）．

《症例2》

4×3.5×2cm，水頭症症状（歩行障害，尿失禁，軽い認知障害）＋右片麻痺で発症．MRIでは右椎骨動脈が腫瘍内を貫通している所見．斜台深くの腫瘍も transcondylar fossa approach で切除可能とした．手術時腫瘍は非常に硬く，超音波吸引機も殆ど役に立たない状態で，単極凝固ループ状電極で凝固切開をフルに効かせてようやくわずかずつ腫瘍が摘出可能な状態．可及的に特に斜台方向の腫瘍を摘出して，部分摘出で手術は終了したが，水頭症の改善および腫瘍内減圧および開頭での外減圧が功を奏し，患者はリハ後に元気で退院した．術後の外来での追跡では症状も再燃せず，腫瘍の大きさも不変である．河瀬によれば脳幹と腫瘍の interface に T2HI のスペースがある時は腫瘍除去は容易であるが，これが無い時は脳幹損傷の危険があり全摘にこだわらない方がよい，筆者の経験でも栄養血管を処理するだけで長期に亘り腫瘍サイズが変化しない症例も多数経験している．

②蝶形骨縁髄膜腫

1995年から2006年までに59例の蝶形骨縁髄膜腫を経験した。

Clinoidal（Medial+true clinoidal	25例
Alar	16例
Pterional	18例

男女比16：43，平均年齢54歳（26〜83）腫瘍細胞の平均MIB-1: 3.42（0.5〜27.2），Volume4cc〜3,375ccであった。合併症は圧倒的にClinoidalに多く，11例，Alar 3例，Pterional 1例であった。手術摘出率（シンプソングレードではSimpson Ⅰ, 7, Ⅱ, 28, Ⅲ, 8, Ⅳ,15, Ⅴ,1であった。

《症例1》（図5—53，5—54）

40歳女性，alar type, 5 × 5 × 5cmの腫瘍。

頭痛と一過性の失語症の発作があった。手術の前にPVA粒子で腫瘍の塞栓術を行って手術を行った。

手術では左中大脳動脈と浅側頭動脈の吻合術を行ってから腫瘍摘出を始めた。

この部の髄膜腫で，特にclinoidal typeでは腫瘍を摘出する際に視神経を保護する意味と腫瘍と内頸動脈の関係を見るために，硬膜外に前床突起を除去する必要がある。ドリル使用による熱損傷を防止するために，髄膜眼窩バンドmeningoorbital bandを切開して，前床突起の外側部分を露出し，マイクロリュウエルなど特殊な機器を予め用意して前床突起を除去し，海綿静脈洞内の内頸動脈と視神経の開放をしておくこと，および内頸動脈，中大脳動脈が腫瘍に巻き込まれていることが予想される場合には必ずSTA-MCA吻合術（手術側）を行っておく。

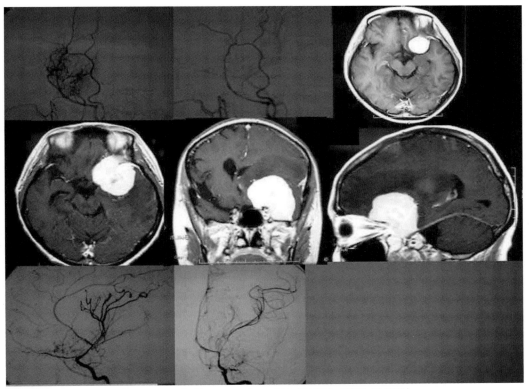

図5—53　術前のMRIおよび血管撮影（塞栓術前後）

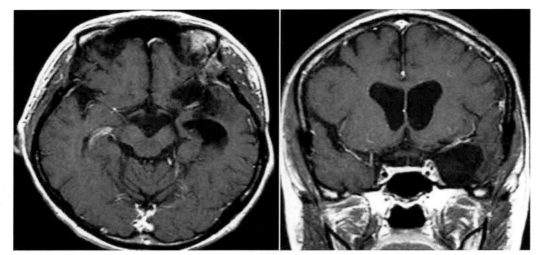

図5—54　術後のMRI。腫瘍は全摘出され，後遺症なく退院した。

③鞍結節髄膜腫

女子医大では1981年以来，34例の手術症例があった。男性7例，女性27例，平均年齢は57歳（36〜82）でサイズは1〜5.7cm（1〜2cm：3例，2〜3cm：18例，3〜4cm：8例，4〜5cm：3例，5cm＜：2例）であった。

《症例》
47歳の女性，両耳側半盲あり（図5—55，5—56，5—57）。

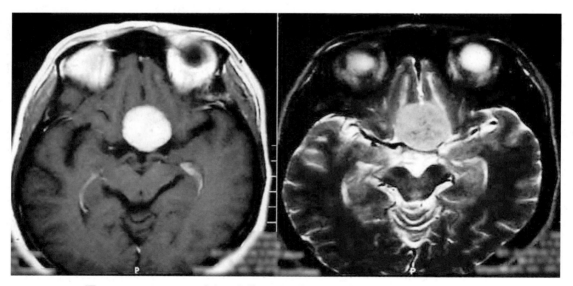

図5—55　AIHにて手術，術後両耳側半盲は消失，その後の再発も無い。

第 5 章 疾患別手術成績 153

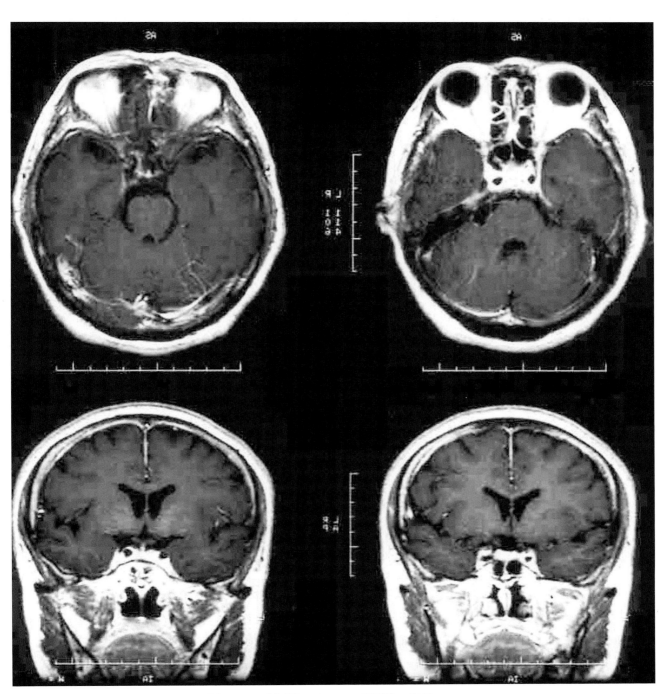

図 5―56（上段），5―57（下段） 術後 MRI

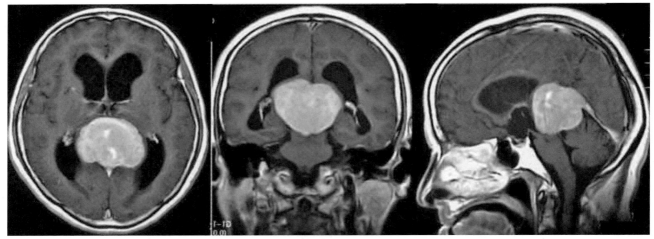

図 5—58　術後 MRI

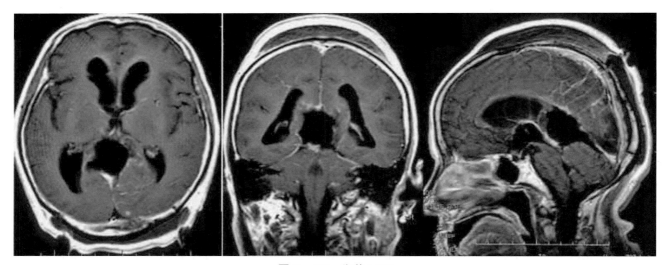

図 5—59　術後 MRI

④大脳鎌〜テント髄膜腫

《症例》（図 5—58，5—59）

66 歳女性，頭痛で発症。径 5 cm を超える大脳鎌〜テント髄膜腫。

後部半球間裂アプローチ（posterior interhemispheric approach:PIH）にて手術して，全摘出。後遺症無く退院した。その後の追跡 MRI で再発は無い。

⑤側脳室三角部髄膜腫

《症例》（図 5—60，5—61）

56 歳の女性，頭痛・視野障害で発症。

患側を下にした PIH にて手術施行（contralateral approach）。頭痛，視野障害（左半盲）は術後徐々に改善し，正常となった。

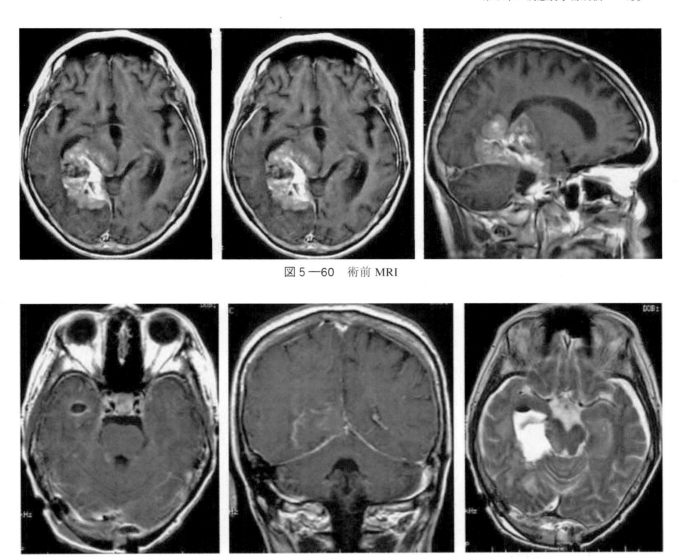

図5―60 術前 MRI

図5―61 術後 MRI：腫瘍は全摘されている。

12　顔面けいれん　hemifacial spasm HFS

1）分　類

　顔面痙攣は一側下眼瞼より始まる痙攣であり，次第に上口輪筋に及ぶ特徴的な経過を取る疾患であり，診断に苦慮する事はあまり無い。両側の上眼瞼に同時に起こる閉眼は blepharospasm 眼瞼けいれんと呼ばれる dystonia の1種であり，HFS とは明瞭に区別可能である。その他に myokimia などが鑑別に挙げられるが，特に鑑別に問題になることは無い。また電気生理学的診断法としては，顔面神経の順向性電気刺激による眼輪筋の筋電図記録の際に刺激部位から逆向性のインパルスが血管による神経圧迫部位で順向性に逆転し口輪筋の筋電図を誘発する aberrant reflex が記録可能である。神経減圧術がきちっと行われるとこの aberrant reflex が消失する。

2）アプローチ

　HFS の治療法には MVD が無い時代では麻酔科医による茎乳突孔付近での顔面神経の圧挫による治療法が行われていたが，1962 年に Gardner が三叉神経痛，HFS の病因に対しての血管圧迫説を提唱したことから（J Neurosurg 19: 947-958, 1962），1977 年には Jannetta が 47 例の HFS に対する神経血管減圧術の結果をまとめ MVD を究極的な治療法として報告した（J Neurosurg 47: 321-328, 1977）。1981 年筆者は茎乳突孔付近での顔面神経の高周波電気凝固術の報告をした（J Neurosurg 54: 655-658, 1981）。しかし，これらの方法は基本的に顔面神経の軽い麻痺を起こして，痙攣を止める方法であり，再発の問題もあって，次第に MVD が definitive treatment としての地位を確立した。

　一方，1988 年には Tolosa らが Botulinum toxin の局所注入法を発表し（Adv in Neurology 1988），現在一時的に顔面痙攣を止める対症的治療法として広く用いられているが，効果は一時的であり，繰り返すうちに患者は MVD を希望する様になるのが一般的傾向のようである。

3）治療法

MVD microvascular decompression について説明する。

①体位，皮切，開頭

　体位はパークベンチあるいは側臥位，concorde position など術者の好みに応じて使用されているが我々は側臥位にて図左の様なポジションで手術を行っている（図 5—62）。

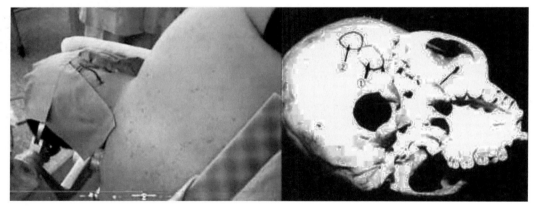

図 5—62　開頭の範囲は digastric point（incisura mastoidea）より尾側に範囲を置き，可及的に顔面神経出口（exit zone of facial nerve）を尾側からアプローチする様にする事が大事である。図右の①が顔面痙攣の開頭範囲であり，②は三叉神経痛の開頭範囲である。

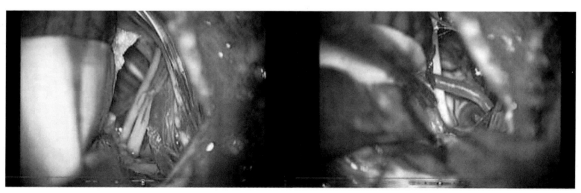

図 5—63

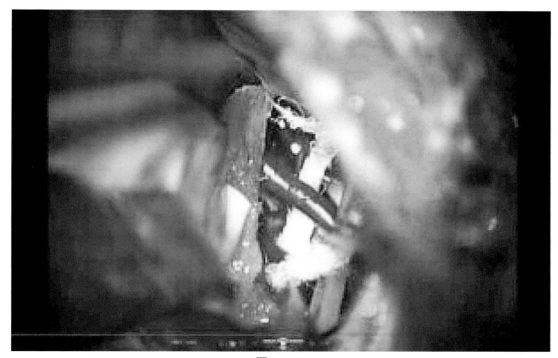

図5—64

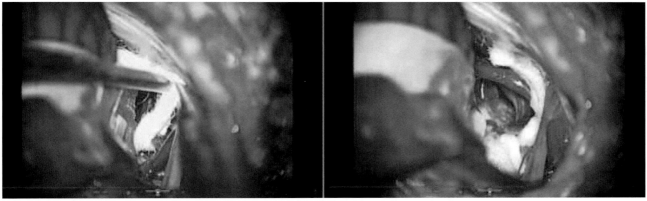

図5—65

　まず，大槽の方向に向かって小脳を軽く圧排し，髄液を可及的に吸引除去し脳をスラックにする。次いで頸静脈孔からの下位神経を視野におさめ，舌咽神経を脳幹方向に辿ると flocculus, 脈絡叢を脳篦で圧排する（図5—63左）と簡単に顔面神経 exit zone を視野におさめる事ができる（図5—63右）。殆どの場合術前の CISS 画像で予想した，圧迫血管が視野に入る。この症例では PICA が exit zone でとぐろを巻いているのが認められた。

　そこで，テフロンの綿をコヨリ状にしたものを圧迫血管に巻き付け，両断端を頸静脈孔付近の硬膜にフィブリン糊 A&B 液で固定する（図5—64）。念のためにテフロン綿をラグビーボール状にしたストッパーをこの圧迫血管と脳幹の間に挿入し，さらにテフロン綿が直接 exit zone あるいは脳幹に当たらないようにサージセルをテフロンと脳幹に挿入して手術は終了である。開頭時採取した筋膜などを利用して髄液漏の無いように water tight に縫合して手術は終了である（図5—65）。

《症例》

　某院で2年前にHFSに対してMVDを行ったが，術後すぐにけいれんが再発した。暫くは様子を見ていたが，一向に改善せず女子医大に治療を求めて来院した。MRIでは小脳橋角部に不規則な造影効果（＋）の病変が散在していた。3DCTAでは右椎骨動脈近傍に造影効果のある病変が認められる。

　前医の皮切，開頭をそのまま利用して，硬膜切開まで行った。アプローチは通常通りでflocculusを圧排すると視野一杯に大きなテフロンの固まりが現れた（図5—66中段右）。テフロンの利点はあまり周囲との癒着が無いので，なんとか周囲構造を傷つけずに除去できる事である。この場合も顔面神経exit zone付近が露出されるまでその固まりを除去したのが左下である。舌咽神経の根元に椎骨動脈が認められ，椎骨動脈が顔面神経の脳幹出口を圧迫している事は明らかであった。この部分の圧迫をテフロン綿を椎骨動脈に巻き付け除圧してテフロン綿を頸静脈孔付近の硬膜に糊着した。型通りストッパー，サージセルを挿入して手術は終了した。他の部位にもテフロン綿があったが，余計な操作を行って神経・血管障害を起こす事を避けるためにそのままの位置に放置して手術は終了した。術直後からHFSは完全に消失した。

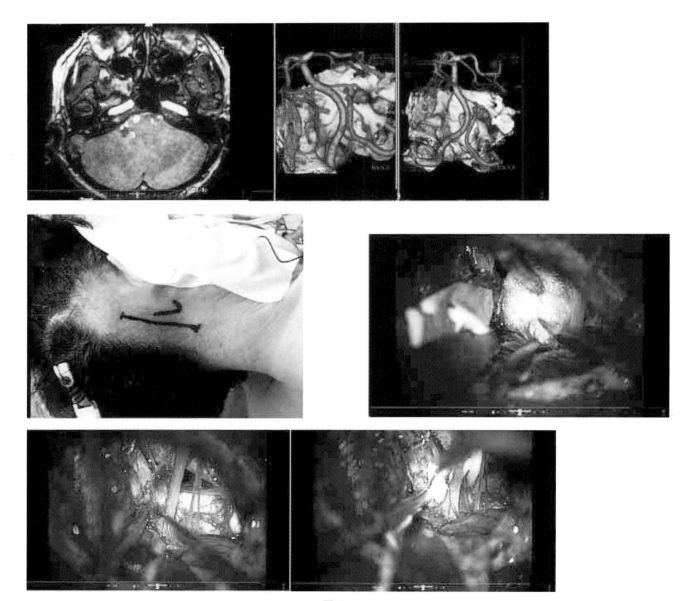

図5—66

２）手術成績

顔面痙攣の手術症例は 118 例で 121 回の手術を行った。男性 32 例，女性 86 例とやや女性に多い。平均年齢は 54.3 ± 12.8 歳であり，右 47 例，左 71 例と左に多い。術後痙攣の消失を来たし，再発の無い excellent 症例は 115 例（97.5％）であった。手術後 4 日目に死亡した 1 症例があった。この症例は椎骨動脈圧迫症例でテフロンを使用せず，人工硬膜（ゴアテックス）を椎骨動脈に巻いてその端を糸で硬膜に縫合した症例である。術後完全に痙攣は消失したが，朝起床時に咳をした時に突然の頭痛を訴え，当直医が挿管にてまどり呼吸停止して死亡した症例である。おそらく椎骨動脈が咳とともに移動し椎骨動脈の細い穿通枝が牽引され破綻し，延髄の側での急性くも膜下出血で呼吸停止をしたというのが死亡の原因であると推定された。動脈に巻き付けたものを糸で固定すると（floating offending artery?）咳などをして静脈圧が上昇すると親血管が移動するので，細い穿通枝が引き抜かれてくも膜下出血を起こす可能性があり，救急処置が間に合わないと不測の事態に陥る事がある事を胆に命じ，減圧した血管が咳などで移動する様な MVD の手技は非常に危険であると判断し，テフロンコヨリを圧迫血管に巻き付け，それを硬膜などに糊付し，さらにストッパーで固定するような手技が絶対的に安全であると考え，そのような手技を一環して行ってから穿通枝の引き抜きによる SAH はこの 1 例以外には起こっていない。

13　三叉神経痛

１）分　類

痛みは客観的な症候ではないので診断はかなり困難である。本態性三叉神経痛にはいくつかの特徴的な症候がある。まず，患者は痛みのために trigger zone は決して触らない様にしている。自由に此処が痛いのですなどと，患者自身が痛みの部位を指し示す場合は本態性である可能性は低い。痛みの領域に知覚障害は無い点が二次性三叉神経痛とは異なる点である。さらに特効薬テグレトールが有効である点や，麻酔科などで行うブロックが有効である事も診断の一助となる。特有な trigger zone，感覚障害を伴わない，2 枝＋3 枝が最も多く，1 枝稀である。などの特有の症候があれば診断は容易である。

もちろんテグレトール，を始めとする内服治療が最も最初に行われるべきである事は自明の理であるが，外科治療法も下記の如く神経のあらゆる部分に治療が試されてきており，MVD だけが外科治療法の唯一のものであるという認識を捨てるべきである。

三叉神経痛の治療の歴史は以下のごとく HFS に比べれば非常に多岐に亘る。

1886	Neurectomy	Fowler
1891	Ganglionectomy	Horsley
1928	Retro-Gasserian rhizotomy	Frazier
1952	Decompression	Taarnhoj
1955	Compression	Shelden
1929	Partial rhizotomy	Dandy
1938	Medullary tractotomy	Sjoqvist
1959	MVD（JAMA）	Gardner
1962	MVD（JNS）	Gardner
1967	MVD（JNS）	Jannetta
1970	PRGC	Sweet
1981	Glycerol	Hakanson
1983	Microcompression	Mullan

表5—26

TABLE 3. Results of Percutaneous Techniques and Posterior Fossa Exploration for Patients Treated for Trigeminal Neuralgia

	Patients (%)					
	Percutaneous Techniques				Posterior Fossa Exploration	
	Radiofrequency Rhizotomy (Curved Electrode) (n = 500)	Radiofrequency Rhizotomy (n = 6205)	Glycerol Rhizotomy (n = 1217)	Balloon Compression (n = 759)	Microvascular Decompression (n = 1417)	Partial Trigeminal Rhizotomy (n = 250)
Procedure completed	100	100	94	99	85	100
Initial pain relief	98	98	91	93	98	92
Success of procedure	98	98	85	92	83	92
Pain recurrence	20	23	54	21	15	18
Facial numbness	98	98	60	72	2	100
Minor dysesthesia	9	14	11	14	0.2	5
Major dysesthesia	2	10	5	5	0.3	5
Anesthesia dolorosa	0.2	1.5	1.8	0.1	0	1
Corneal anesthesia	3	7	3.7	1.5	0.05	3
Keratitis	0.6	1	1.8	0	0	0
Trigeminal motor dysfunction	7	24	1.7	66	0	0
Permanent cranial nerve deficit	0	0	0	0	3[a]	
Perioperative morbidity	0.6	1.2	1	1.7	10[a]	
Intracranial hemorrhage or infarction	0	0	0	0	1[a]	
Perioperative mortality	0	0	0	0	0.6[a]	

[a] Combined values for microvascular decompression and partial trigeminal rhizotomy.

日本の脳外科医は三叉神経痛の治療法としてはMVDかガンマナイフしか知らないヒトが多い。

しかし，PRGC（percutaneous retrogasserian thermocoagulation）は欧米では三叉神経痛に最も多く用いられている治療法である事を認識すべきであり，また手技についてもある程度の知識を持っていなければならない。

ガッセル氏節高周波電気凝固術

1970年Sweetが経皮的に電極をガッセル氏節まで挿入し，電気刺激で患者の痛みの部位が刺激される場合に，その部分を中心に電気凝固して，除痛を行う治療で，効果の持続性などや高齢者，病者などの治療にも適しており，欧米ではMVDよりも広く行われている治療法である。脳外科医たるものこれらの治療を行う必要は無いが，得失については明確に知識として持っている事が重要である。種々の経皮的治療法とMVDの得失：経皮的治療は局所麻酔で行いうるので，まず，大きな利点である（表5—26）。

2）PRGC: percutaneous retrogasserian ganglion thermocoagulationについて詳述する（筆者が最も日本の脳外科医の中では治療経験を持っている）（図5—67，5—68）。

3）手術結果

鳥取大学では症例ごとにMVD，PRGCの適応を慎重に検討して，治療法を決定していた。

PRGCは94例の治療が行われ，最長14年の追跡が行われたが，もちろん凝固の程度によって再発は規定されているが，25％の有効率が示された。同時期にMVDが77例に行われたが，14年の追跡で81％の有効率が示された。明らかに有効率には差があるが，PRGCでは肝障害があり手術も薬剤も服用できない症例とか，小脳の巨大AVMがあり，手術は危険であるような症例，90歳を超えるような高齢者などが

体位

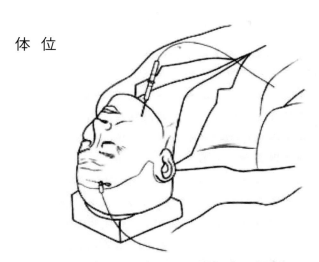
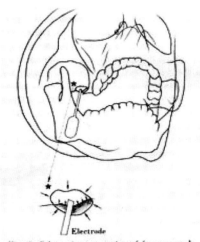

Fig. 5 Perl's position for PRGC

Fig. 6 Schematic presentation of foramen ovale, pyramis, and electrode in Perl's position
Large arrows: foramen ovale
Small arrows: pyramis and incisura nervi trigemini

図5—67　X線透視下に卵円孔が見えるようにPerlのpositionを図のように取る。罹患枝に応じてV1であれば口唇より3.5cm外側よりガッセル氏神経節の内側に向けて電極を挿入する。V3では口唇より3cmの部位よりやや外側に向けて電極を進める。V2ではその中間になる。

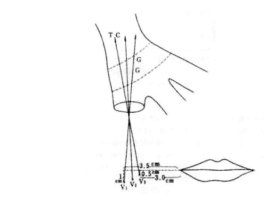

Fig. 8 The difference of electrode direction according to neuralgic zone.
TC: trigeminal cistern
GG: gasserian ganglion
V, etc: trigeminal 1st branch.

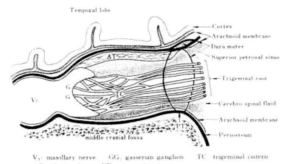
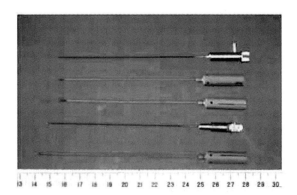

図5—68　V2レベルでのGG，三叉神経槽，側頭葉などとの関係を図示したもの。電極針先端より髄液が出れば先端は三叉神経槽にあり，ここで電気凝固をすると三叉神経全枝の感覚障害が出現する。右は凝固に用いる電極である。電極内に上から4本目のthermostatを挿入し，電極先端の温度コントロールが可能になっている。80℃で40秒の凝固を三叉神経槽内で行うと，三叉神経全枝に亘るanesthesiaが得られ，長期に亘って再発は見られない。

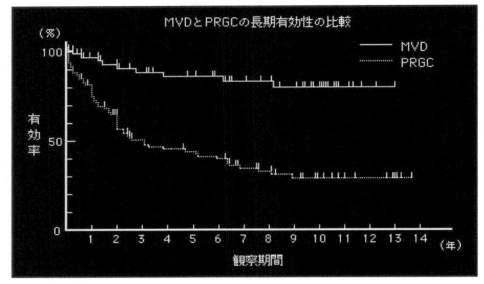

図5—69

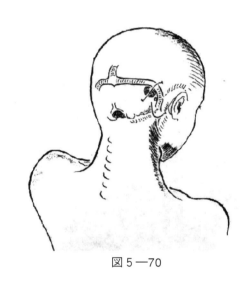

図5—70

含まれており，それらのMVD非適応者では三叉神経槽まで電極を進め，三枝全部が知覚脱失になるまで徹底的に凝固を行った。当然の事ながらそれらの患者では長期の有効性が得られている。しかし，不思議な事に知覚脱失があっても，角膜の障害は長期に亘って見られなかった（図5—69）。

4）MVDの手術手技
①体位
体位はHFSに準じる。

②皮切，開頭
・皮切，開頭
図5—70のごとく皮切はスネーク（s）状の毛髪線上に図の如くおき，開頭はincisura mastoideaの上方に約2〜3cmの開頭を置く。

③手術の手順：標準的操作（図5—71，5—72，5—73）

第5章　疾患別手術成績　163

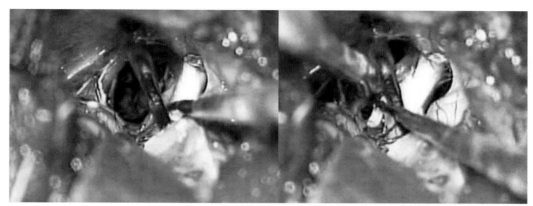

図5-71　開頭後硬膜を切離し，小脳とテントの間をくも膜を切離しながら錐体静脈方向へと進む。錐体静脈のさらに前方腹側に三叉神経根が認められる。この症例は81歳の男性で2;3枝の痛みを訴えていたので，上小脳動脈が前上方から三叉神経 inlet zone を圧迫している事が予想された。左では上小脳動脈がループを描いて三叉神経根の左に見え，手前の方の動脈は丁度三叉神経の inlet zone にはまり込むように隠れていたので，これを microdissector で三叉神経の左側に引きずり出した状態である。右はさらに dissector で動脈を左に持ち上げて，丁度血管が圧迫している部分に運動枝が見えている。

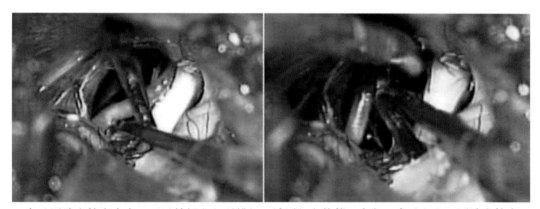

図5-72　左は圧迫血管を完全に三叉神経から剥離して減圧した状態であり，右はさらに圧迫血管をテント方向に移動し，これからテフロン綿のコヨリ状のものをこのループに襟巻き状に巻き付ける準備段階である（この部位の上小脳動脈からは細い脳幹への穿通枝は殆ど無い事が通常である）。

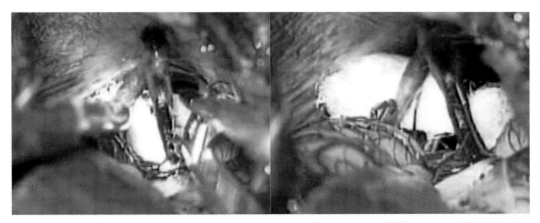

図5-73　左は圧迫血管にテフロン綿を巻き付け，錐体静脈の裏を通して断端をテントに貼付けたところである。右は少し角度を変えて，テフロン綿が動脈に巻き付き，その断端がテントにフィブリン糊で糊着した後に，三叉神経とテフロンの間にさらにストッパーを入れ，ストッパーと三叉神経の間にサージセルを挿入し終わったところで，これで MVD は終了した。後は筋膜を使用して watertight に硬膜を縫合し，骨弁を戻して手術は終了である。中には suprameatal tubercle が異常に突出して，MVD が困難な症例もある。

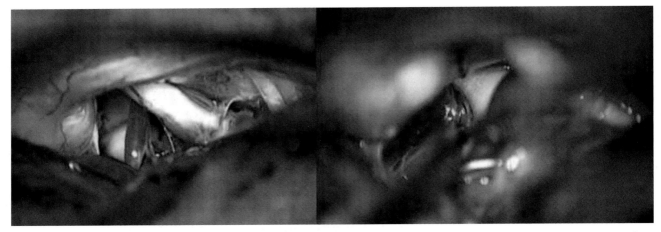

図5—74 左はtubercleが異常に突出しており，錐体静脈の奥に僅かに三叉神経が白く見えている．術野の中央にあるのは7;8神経である．このような場合に結節を削除する術者も居るようであるが，筆者は三叉神経の周囲の怪しい圧迫? 血管を全てテフロンで減圧するが，どうしてもblind spotsがあるので，高周波電気凝固の経験を生かして，この患者でも2;3枝なので三叉神経の内側上方をバイポーラーで小動脈を凝固するのと同程度の出力を用いてヤンワリと凝固する．三叉神経痛の場合にも15年ほど経過すると除痛効果は75％程度に減少する．危険な操作を行い，錐体静脈や周囲の7;8神経などを損傷したのでは何にもならない．また最近女子医大の若手から脳底動脈の圧迫による三叉神経痛のMVDは，先生だったらどうするのかと質問された，脳底動脈の圧迫を除くにはかなり転位しなければならず，穿通枝が危険であるので，程々に転位し，凝固すれば良いという事を教えてあげた．結果は痛みはきれいに消失し，感覚障害は僅かで患者さんは非常に満足して退院したとの事であった．ガンマナイフの治療も，高周波の治療も所詮はminor traumaを神経に与えて除痛効果を得ていると言って過言ではない．そうするとこのバイポーラーによる軽度の高周波凝固術も理にかなっていると筆者は考えている．

《症例2》（図5—74）
バイポーラーによる高周波凝固を加えた症例．
27歳の男性で，右三叉神経痛を主訴に来院した．手術時suprameatal tubercleが非常に突出してMVDの操作が困難であった症例．

4）手術成績
追跡が十分なされた77例では下記のような成績である．

77 cases, 81 operations, F:49, Rt:41
Facial Palsy（-）
Hearing Loss（-）
Aseptic meningitis : 5 cases
liquorrhea 2 cases
Excellent 62 cases（81％）

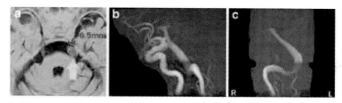

Fig. 1 a Fast imaging employing steady-state acquisition demonstrating an ectatic basilar artery indents trigeminal nerve (arrow). Diameter of basilar artery is 6.5 mm. b, c Magnetic resonance angiography demonstrating dolichoectatic basilar artery curved and deviating to the left side, with the basilar top above the plane of the suprasellar cistern

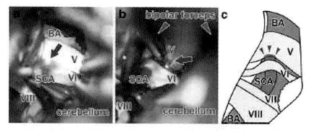

Fig. 2 Intraoperative photographs. a Dolichoectatic basilar artery is seen at the anterolateral side of the pons. Trigeminal (V) and abducens (VI) nerves were indented by outlet of left SCA (blue arrow). b The direct compressed portion of trigeminal nerve (blue arrow) was coagulated electrically with bipolar forceps. Intraoperative schematic drawing. c Medialcaudal portion of trigeminal nerve (blue arrow heads) was coagulated

（文献）Electrical neurocoagulation may be effective for intractable trigeminal neuralgia caused by vertebrobasilar dolichectasia, Ishii A, Hori T., et al., Neurosurg, Rev DOI 10, 1007/s, 10143-013-0454-1

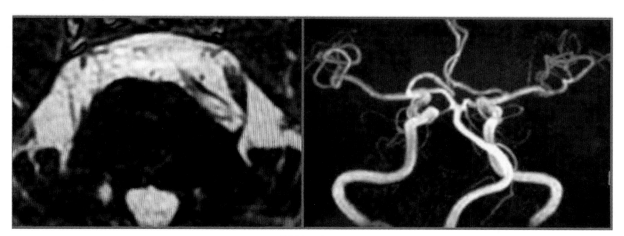

図 5—75

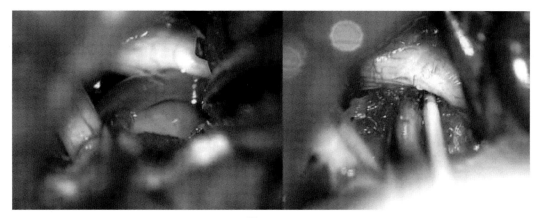

図 5—76

　脳底動脈圧迫による三叉神経痛に対して，MVD と RF 凝固を行った一例（MRI 図 5—75 左，MRA 図 5—75 右）。図 5—76 は術中写真。図 5—76 左は脳底動脈と AICA の三叉神経圧迫の様子を示し，図 5—76 右は MVD の後凝固針で圧迫部位を凝固治療，術後 3 年再発（—）。

Mortality 1 case：最初の手術では開頭がテント上になされ，側頭下アプローチでMVDを行ったが，効果が不十分で，半年後に2回目の手術を通常の開頭で行った。錐体静脈は温存したが，術後意識は戻ったものの，その後小脳が腫脹し，結局 venous hemorrhagic infarction の状態で亡くなった。

14　二次性三叉神経痛

62歳の女性，有名な脳外科医2人が数回の手術を行ったが全摘できず，腫瘍は右三叉神経を巻き込み，二次性三叉神経痛で薬剤も殆ど効果無く，筆者が手術して除痛を得た症例（図5－77）。

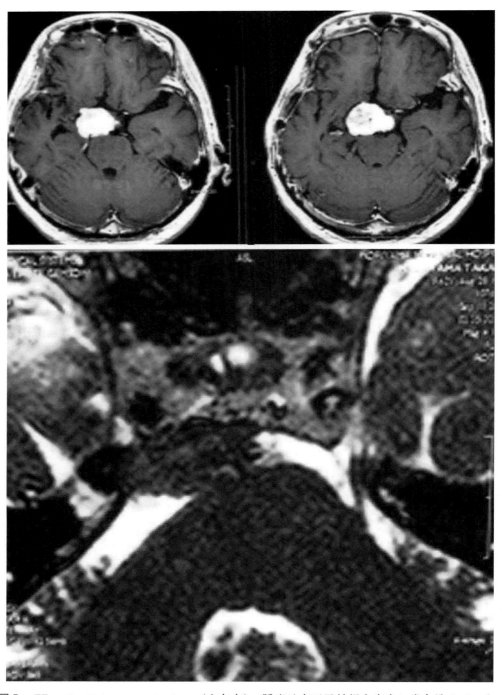

図5－77　clinoidal type meningioma（上左右），腫瘍は右三叉神経を完全に巻き込んでいた。

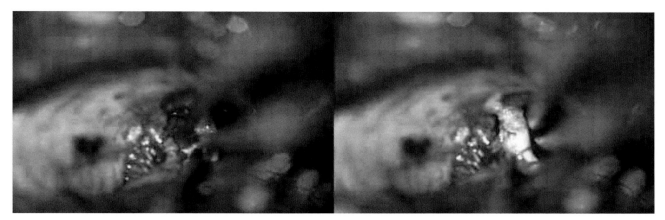

図 5—78

　手術所見では三叉神経は腫瘍によって強く内側に圧迫変位しており，腫瘍を可及的に摘出し，まず神経の減圧を十分行った。その後バイポーラーにて三叉神経を 2;3 枝と思われる部分を高周波電気凝固した。術後はあれほど痛みで苦しんでいた患者は全く痛みを感じなくなった。もちろん第 2;3 枝領域の感覚障害はあるが，結果には非常に満足しており，現在術後 7 年以上経過しているが痛みから解放されて非常に明るく生活できるようになった（図 5—78）。

著 者 略 歴

堀　智　勝（ほり　ともかつ）

東京脳神経センター院長，東京女子医科大学，鳥取大学脳幹研究施設脳神経外科元主任教授。現在，医療法人社団三成会，新百合ヶ丘総合病院名誉院長，医療法人社団森山医会，森山記念病院名誉院長。

略歴：

昭和 37 年，筑波大学附属駒場高校卒業。昭和 43 年，東京大学医学部卒業，脳神経外科教室入局。1973 ～ 1975 年，パリ・サントアンヌ病院脳神経外科（タレラック教授）留学。1981 年，鳥取大学脳研脳神経外科助教授赴任。1984 年，鳥取大学脳研脳神経外科教授就任。1995 年，鳥取大学脳幹研究施設施設長。1998 年，東京女子医科大学脳神経センター主任教授。2008 年，東京女子医科大学脳神経センターセンター長。2009 年，医療法人社団森山医会，森山記念病院名誉院長。

資格：

医学博士，日本脳神経外科学会専門医，指導医，日本てんかん学会専門医，指導医，日本頭痛学会専門医，日本脳卒中学会専門医，日本リハビリ学会認定臨床医，日本認知症学会専門医，指導医など。

名誉会員：

脳神経外科学会，頭蓋底外科学会，脳卒中学会，脳卒中の外科学会，てんかん学会，てんかん外科学会，疼痛学会など。

Career path in Neurosurgery：

東京虎ノ門病院脳神経外科に M6 の時 1 ヵ月見学，紛争中の 1968 年 4 月より 4 ヵ月特別レジデントにしていただく（竹内一夫部長，厚地政幸先生から指導）。東京大学医学部脳神経外科 佐野圭司教授に師事。東京警察病院脳神経外科レジデント　中村紀夫，平川公義，石島武一，間中信也先生に指導を受けた。

約 4 年(途中 6 ヵ月国立相模原病院)パリ・サントアンヌ病院脳神経外科タレラック教授，シクラ先生（てんかん外科，脳血管解剖）に師事 2 年。東京大学脳神経外科にて専門医，学位などを取得（途中水戸済生会病院 4 ヵ月）。駒込病院脳神経外科 寺尾栄夫，松谷雅生先生と約 4 年。鳥取大学医学部脳幹研究施設助教授，教授，施設長 約 18 年，寺岡暉先生に大変お世話になった。

1996 年第 16 回日本脳神経コングレス会長（松江）。東京女子医科大学主任教授（脳神経センター長を経て）を約 10 年半，2007 年第 66 回日本脳神経外科総会会長（品川）。2008 年，第 42 回日本てんかん学会会長（東京）。2009 年，森山記念病院名誉院長。2016 年東京脳神経センター病院院長，2018 年第 2 回日本脳神経外科認知症学会会長など。

研究・出版など：

（基礎研究）

杏林大学解剖学教室（平野寛教授）電子顕微鏡を用いたレクチン組織化学を下垂体腺腫，実験的てんかんなどに行った。

（出版）

Angiography of the human brain cortex. Szikla G, Bouvier G, Hori T, Petrov V. Springer-Verlag 1977.

『てんかんの外科治療』創風社，1994 年。

堀編『難治性てんかんの治療』創風社，1997 年。

堀編『ビデオ・てんかん外科』全 6 巻，創風社，1997 年。

『脳外科手術のための解剖学』メジカルビュー，1998 年。

松谷，浅野，堀共同編集『くも膜下出血の全て』小学館，2011 年。

『脳神経外科 up to date —— 日常診療に役立つ基礎と臨床』昭林社，2013 年。

Award: The Endocrine Society & Pfizer Inc. Award etc., Neurosurgical subspecialties（2009）.

関東脳神経外科年次功労賞（2008 年）。日本てんかん学会功労賞（2014 年）。

『難治性てんかんの診断と外科治療』創風社，2015 年。

竹 信　敦 充（たけのぶ あつみ）
寺岡記念病院脳神経外科部長，元鳥取大学脳神経外科講師。

脳神経外科手術タクティクス

2018 年 2 月 10 日　第 1 版第 1 刷印刷	著　者　堀　　智　勝
2018 年 2 月 25 日　第 1 版第 1 刷発行	竹　信　敦　充
	発行者　千　田　顯　史

〒113 — 0033　東京都文京区本郷 4 丁目17 — 2

発行所　（株）創風社　電話（03）3818— 4161　FAX（03）3818— 4173
　　　　　　　　振替 00120—1—129648
　　　　　　　http://www.soufusha.co.jp

落丁本 ・ 乱丁本はおとりかえいたします　　　　　　　　印刷・製本　光陽メディア

ISBN978—4—88352—244—6